Prachi Sarage
Lisa Chacko

Elevação indireta do seio maxilar

Prachi Sarage
Lisa Chacko

Elevação indireta do seio maxilar

ScienciaScripts

Imprint
Any brand names and product names mentioned in this book are subject to trademark, brand or patent protection and are trademarks or registered trademarks of their respective holders. The use of brand names, product names, common names, trade names, product descriptions etc. even without a particular marking in this work is in no way to be construed to mean that such names may be regarded as unrestricted in respect of trademark and brand protection legislation and could thus be used by anyone.

Cover image: www.ingimage.com

This book is a translation from the original published under ISBN 978-620-6-77530-0.

Publisher:
Sciencia Scripts
is a trademark of
Dodo Books Indian Ocean Ltd. and OmniScriptum S.R.L publishing group

120 High Road, East Finchley, London, N2 9ED, United Kingdom
Str. Armeneasca 28/1, office 1, Chisinau MD-2012, Republic of Moldova, Europe
Managing Directors: Ieva Konstantinova, Victoria Ursu
info@omniscriptum.com

Printed at: see last page
ISBN: 978-620-8-61169-9

ÍNDICE DE CONTEÚDOS

ELEVAÇÃO INDIRECTA DO SEIO MAXILAR

Introdução

Os implantes dentários são atualmente considerados como alternativas previsíveis para a substituição de dentes naturais em falta, em comparação com as próteses fixas convencionais. No entanto, existe um desafio constante enfrentado por um clínico na restauração da área maxilar posterior devido à presença do seio maxilar. Isto pode estar relacionado com a pneumatização desfavorável do seio maxilar, com os padrões de reabsorção pós-extração e com a qualidade frequentemente deficiente do osso alveolar residual. Estes factores diminuem a disponibilidade de osso para a colocação de um implante na posição de condução protética. Isto pode ser conseguido aumentando o rebordo residual através de um aumento horizontal/vertical ou em combinação. A elevação do seio está indicada em casos de maxilar atrófico ou em casos em que existe uma deficiência de altura do rebordo para a colocação de implantes convencionais. Muitos estudos prospectivos comprovaram a elevada taxa de sucesso dos implantes regulares com uma altura de 10-12 mm. Isto torna o aumento do seio maxilar uma necessidade na maxila atrófica posterior.[1]

Os pacientes com dentes em falta e osso deficiente na maxila posterior só podiam ser reabilitados anteriormente com próteses removíveis, implantes curtos ou restaurações em cantilever.[2,3,4] Os implantes dentários oferecem uma alternativa; são inseridos nos ossos maxilares e são utilizados para suportar próteses dentárias. Devido à extração de dentes, o periósteo do seio maxilar exibe um aumento da atividade osteoclástica e resulta na redução do osso alveolar nas dimensões horizontal e vertical.[5] A reabilitação da maxila posterior edêntula com implantes dentários endósseos representa frequentemente um desafio clínico devido ao volume ósseo insuficiente resultante da pneumatização do seio maxilar e da reabsorção ou perda do osso da crista alveolar.[6]

O seio maxilar (ou antro de Highmore) é um espaço cheio de ar, em forma de pirâmide, situado no interior dos maxilares bilaterais, lateral à cavidade nasal, superior aos dentes maxilares, inferior aos pavimentos orbitais e anterior à fossa infratemporal. Está presente ao nascimento e desenvolve-se até cerca dos 14 anos de idade. Os seios maxilares são os maiores dentre os seios paranasais[7], com uma média de 12,5 mL de volume.[8] São revestidos por uma fina membrana mucoperiosteal bilaminar conhecida como membrana de Schneider. Esta é composta por uma camada periosteal osteogénica unicelular (camada cambial) do lado do osso e por epitélio colunar pseudo-estratificado ciliado (epitélio respiratório) do lado do lúmen. Embora a pneumatização seja um processo fisiológico pouco compreendido, ela por si só causa a expansão do seio maxilar para as estruturas anatômicas adjacentes.[9] Além disso, alguns fatores como hereditariedade, configuração craniofacial, pneumatização da mucosa nasal, cirurgias sinusais, densidade óssea, pressão do ar dentro do seio e hormônios de crescimento podem influenciar a pneumatização dos seios maxilares.[(10,11]

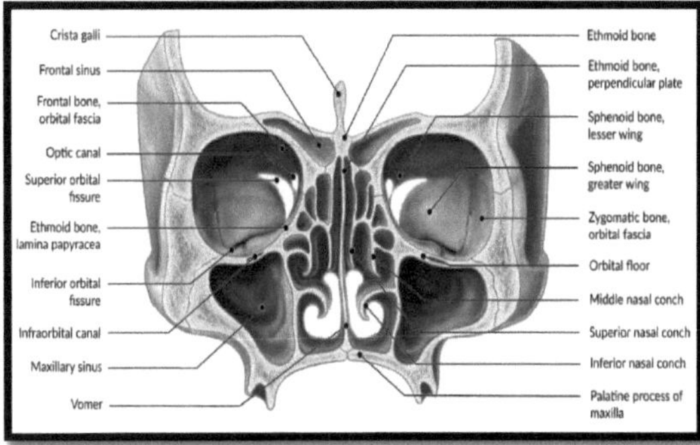

Figura 1

Com o avanço da implantologia, a modalidade mais popular e previsível de substituição de dentes perdidos são os implantes dentários. Mas, para conseguir uma melhor osseointegração após a colocação de um implante, deve haver uma boa qualidade e quantidade de osso vivo à volta da osteotomia, pelo menos 2 mm ou mais.[12] Este requisito fundamental pode ser comprometido na maxila posterior edêntula na direção vertical devido à pneumatização do seio maxilar ou à proximidade do pavimento do seio ao osso da crista. Para ultrapassar esta limitação, o procedimento de elevação do seio maxilar foi inventado em meados da década de 1970. A partir daí, foram introduzidas várias técnicas e procedimentos na implantologia dentária. A lógica subjacente a todas as técnicas era a elevação da membrana sinusal para criar um espaço sub-antral para aumentar a altura vertical do osso. Atualmente, para reconstruir os maxilares atróficos, são utilizados diferentes métodos de enxerto ósseo, como enxertos autógenos, homogéneos e heterógenos, bem como biomateriais sintéticos.[13] O diagnóstico preciso e uma melhor compreensão da remodelação óssea no maxilar posterior podem ser muito valiosos para uma terapia precisa com implantes dentários. Por conseguinte, a seleção adequada do paciente pode levar a um longo sucesso dos tratamentos de levantamento do seio maxilar para a maxila posterior deficiente. Existem muitas técnicas disponíveis para a elevação do seio maxilar. Basicamente, podem ser divididas em duas grandes categorias

1) O método direto: com antrostomia lateral num ou em dois passos.

2) O método indireto: com a técnica do osteótomo com uma abordagem crestal.

A elevação indireta do seio maxilar é também designada por aumento do seio subantral, aumento subcrestal, elevação do pavimento do seio maxilar ou abordagem transcrestal.

O objetivo desta dissertação da biblioteca é enumerar todas as técnicas utilizadas para o aumento indireto do seio maxilar, com as suas vantagens e desvantagens e as suas indicações, as suas complicações, os diferentes materiais de enxerto ósseo utilizados no procedimento de levantamento indireto do seio maxilar e os recentes avanços que envolvem os levantamentos indirectos do seio maxilar.

ANTECEDENTES HISTÓRICOS

Os seios maxilares foram ilustrados e descritos pela primeira vez por Leonardo da Vinci em 1489 e mais tarde documentados pelo anatomista inglês Nathaniel Highmore em 1651.

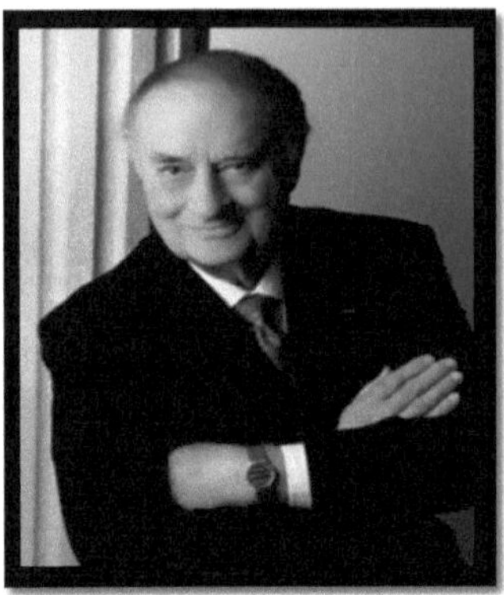

Um procedimento de elevação do seio maxilar foi efectuado pela primeira vez pelo Dr. Hilt Tatum Jr. em 1974, durante o seu período de preparação para iniciar o enxerto do seio maxilar. O primeiro enxerto sinusal foi efectuado por Tatum em fevereiro de 1975 no Lee County Hospital em Opelika, Alabama. Seguiu-se a colocação e a restauração bem sucedida de dois implantes endósteos. Entre 1975-1979, grande parte da elevação do revestimento do seio foi efectuada com cateteres insufláveis. Depois disso, foram desenvolvidos instrumentos adequados para gerir a elevação do revestimento a partir das diferentes superfícies anatómicas encontradas nos seios nasais. Tatum apresentou pela primeira vez o conceito no "The Alabama Implant Congress" em Birmingham, Alabama, em 1976 e apresentou a evolução da técnica durante várias apresentações no pódio todos os anos até 1986, altura em que publicou um artigo a descrever o procedimento.[14]

O Dr. Philip Boyne foi introduzido no procedimento quando foi convidado, por Tatum, para ser "O debatedor" de uma apresentação sobre enxertos de seio feita por Tatum na reunião anual da Academia Americana de Dentisteria de Implantes em 1977 ou 1978.

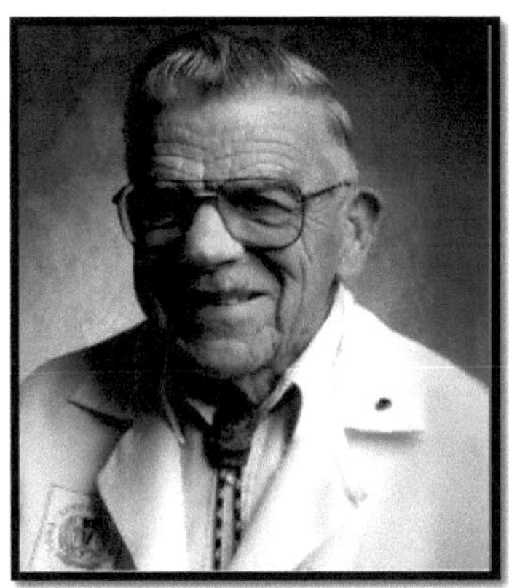

Boyne e James foram os autores da primeira publicação sobre a técnica, em 1980, quando publicaram relatos de casos de enxertos autógenos colocados no seio e deixados a cicatrizar durante 6 meses, a que se seguiu a colocação de implantes em lâmina. Esta sequência foi confirmada por Boyne perante os participantes no Congresso de Implantes do Alabama em 1994.[15] Um procedimento alternativo menos invasivo para a elevação do pavimento sinusal com enxerto ósseo concomitante e colocação imediata de implantes foi introduzido por Summers em 1994.

A utilização de brocas é minimizada ou completamente evitada nesta abordagem crestal de levantamento do seio maxilar. Foi levantada a hipótese de que a pressão resultante do material de enxerto e os fluidos aprisionados causavam uma elevação em forma de cúpula do assoalho do seio à medida que os osteótomos eram inseridos.[16] Uma técnica de osteótomo modificada foi desenvolvida por Lazzara em 1996, baseada no uso combinado de osteótomos, brocas e enxerto ósseo, causando elevação da membrana do assoalho do seio e proporcionando altura e largura adequadas para a colocação simultânea de implantes. Esta técnica é geralmente indicada quando a altura do osso sub-sinusal é igual ou superior a 5mm.[17]

CLASSIFICAÇÃO DO SEIO MAXILAR

Em 1987, Misch desenvolveu uma classificação para o tratamento da maxila posterior edêntula com base na quantidade de osso disponível abaixo do antro e na largura da crista.

As categorias de tratamento variaram de aumento sub antral categoria 1 (SA1) a SA4 com base na altura óssea A (>5 mm) e B (2,5-5 mm) com base na largura da crista.[18]

SA1: Tem um osso vertical adequado para implantes, ou seja, 12 mm. Não é necessária qualquer manipulação do seio. Colocação de implantes

SA2: Tem menos 0-2 mm do que a altura ideal do osso e pode necessitar de correção cirúrgica. Levantamento do seio maxilar e colocação simultânea de implantes

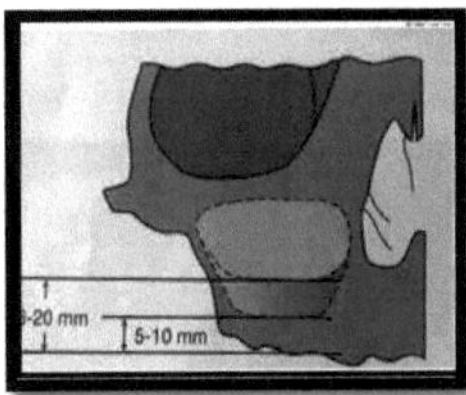

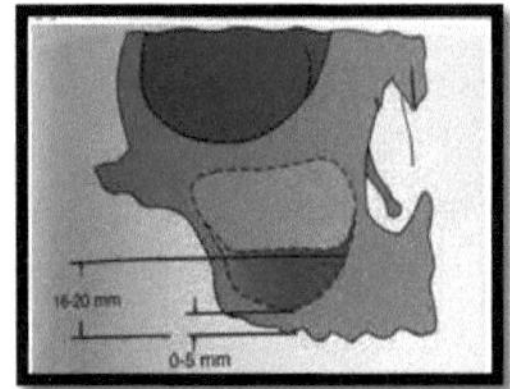

SA3: Tem apenas 5-10 mm de osso abaixo do seio. Enxerto do seio com colocação de implante endosteal imediata

SA4: Tem menos de 5 mm de osso abaixo do seio. Cicatrização do enxerto do seio e atraso prolongado na

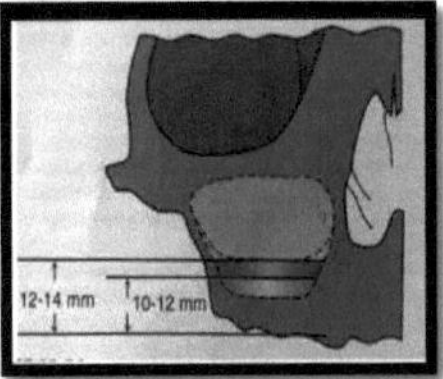

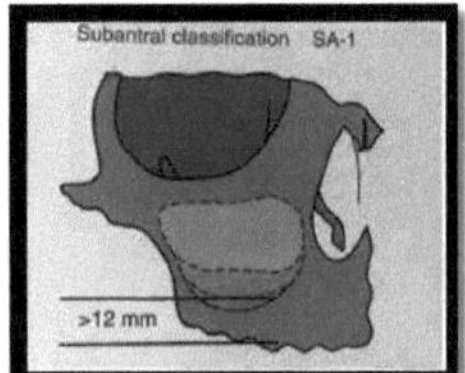

ANATOMIA DO SEIO MAXILAR

Existem quatro pares de seios paranasais: o maxilar, o etmoide, o frontal e o esfenoidal. São espaços mucosos, cheios de ar, na região maxilofacial e no crânio, centrados na cavidade nasal e comunicando com ela. O nariz e os seios paranasais formam uma unidade funcional, além de serem parte integrante do trato respiratório[19].

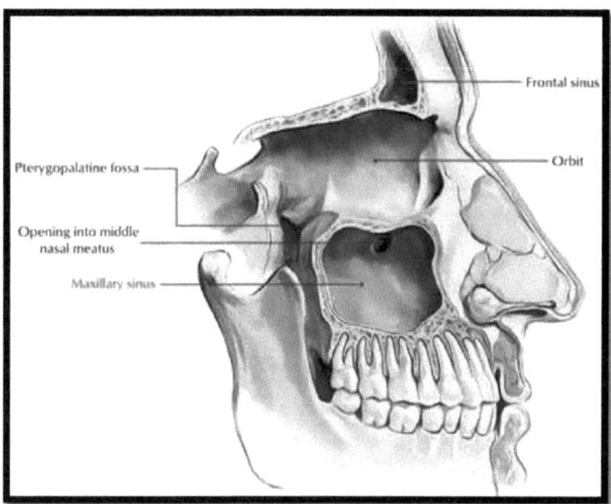

Figura 2

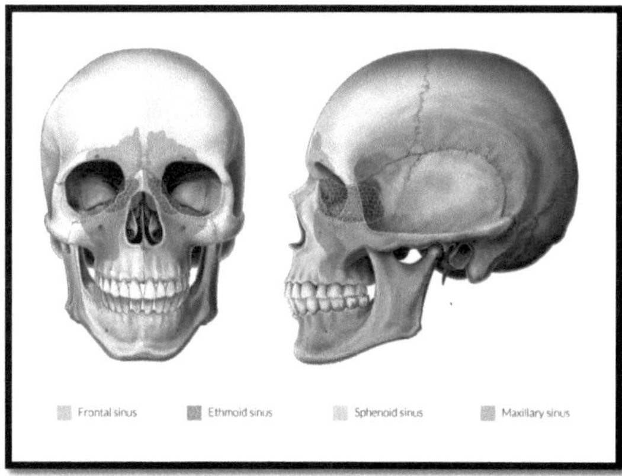

Figura 3

O seio maxilar, ou antro de Highmore, situa-se no corpo do osso maxilar e é o maior e o primeiro a desenvolver-se dos seios paranasais. O processo alveolar da maxila suporta a dentição e forma o limite inferior do seio[19].

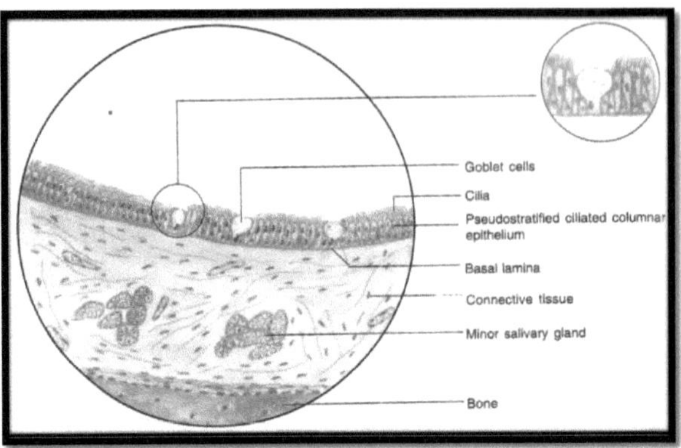

Figura 4

Fisiologia - O nariz e os seios perinasais são revestidos por um epitélio pseudo-estratificado colunar ciliado (*ou seja,* respiratório) com numerosas células caliciformes, suportado por uma lâmina própria vascular que contém glândulas serosas e mucosas e numerosas vénulas de paredes finas. Em conjunto, o epitélio e a lâmina própria constituem a mucosa. A mucosa que reveste o nariz e os seios paranasais está ligada ao periósteo subjacente, sendo este mucoperiósteo comummente designado por membrana Schneideriana.[19]

Desenvolvimento - O seio maxilar (SM) é o maior seio paranasal e o primeiro a desenvolver-se. O desenvolvimento inicia-se às 17 semanas *in utero*. Ao nascimento, é uma fenda rudimentar aerada ou cheia de líquido, orientada mais longamente na dimensão antero-posterior, com um volume de 60-80 mm3, situada inferomedialmente à órbita. A opacificação parcial ou total do seio maxilar nos primeiros anos de vida é normal. O crescimento do SM é proporcional ao crescimento ossos faciais. Ambos ocorrem em fases, com a primeira fase a ocorrer durante os primeiros 3 anos de vida: o seio estende-se lateralmente ao canal infraorbitário no final desta fase. A segunda fase de crescimento ocorre durante os anos 6-12 com extensão lateral ao recesso zigomático da maxila e extensão inferior ao nível do palato duro aos 9 anos de idade. A expansão subseqüente do seio durante a terceira fase vem da pneumatização do alvéolo maxilar à medida que os dentes molares e pré-molares permanentes irrompem, deslocando o assoalho do seio 4-5 mm abaixo do assoalho da cavidade nasal.[19]

A evolução da EM tem sido avaliada nos últimos 20 anos através da análise de TC bidimensional axial, da análise volumétrica de exames tridimensionais produzidos por TCMD e TCFC, bem como por RM. Apesar de existirem alguns dados contraditórios, os resultados podem ser resumidos da seguinte forma[19]

(1) A altura da EM aumenta continuamente até aos 18 anos de idade. Em contrapartida, a largura e o comprimento (dimensão ântero-posterior) da EM atingem proporções adultas aos 12 anos de idade.

(2) o aumento mais rápido do tamanho da EM ocorre dos 0 aos 4 anos, com um aumento gradual do tamanho dos 4 aos 8 anos.

(3) A partir dos 8 anos de idade, desenvolve-se uma diferença de género no tamanho da EM, com um patamar nas mulheres e um aumento lento do tamanho nos homens até aos 18 anos de idade.

(4) O desenvolvimento da EM continua até à terceira década nos homens e até à segunda década nas mulheres.

(5) O volume médio da EM completamente desenvolvida é maior nos homens do que nas mulheres; na maioria dos estudos, a diferença não é significativa.

(6) Os volumes médios da EM variam de acordo com a etnia e tendem a ser maiores nos japoneses e coreanos.

(7) Apesar da expansão inferior do seio maxilar que se segue à perda de um dente maxilar posterior, especialmente o primeiro molar, a maioria dos estudos demonstrou que o volume do seio maxilar não se altera com o estado da dentição (presença ou ausência de pré-molares ou molares) e diminui com o avanço da idade.

(8) As medidas da EM adulta variam significativamente entre os diferentes estudos; a gama de dimensões é de 38-45 mm de comprimento, 25-35 mm de largura e 36-45 mm de altura. O volume médio da EM em vários estudos é de 150 mm3 , com uma variação de 100-250 mm3.[19]

FORNECIMENTO NERVOSO DO SEIO MAXILAR

1. O seio maxilar recebe inervação sensorial da divisão maxilar do nervo trigémeo (V-2) e dos seus ramos, que incluem o nervo palatino maior, o nervo infra-orbital, o nervo alveolar superior posterior e o nervo alveolar superior anterior.
2. A inervação secundária da mucosa também é facilitada pelo nervo alveolar superior médio.
3. O ramo etmoidal anterior do V-1 fornece inervação ao infundíbulo, enquanto o nervo palatino maior inerva o óstio natural.
4. As membranas mucosas são inervadas secretomotoramente por fibras parassimpáticas pós-ganglionares derivadas do nervo petroso maior, um ramo do nervo facial.
5. Juntamente com os ramos sensoriais de V-2, essas fibras começam no nervo intermediário, fazem sinapse no gânglio pterigopalatino e vão para a mucosa do seio.
6. As fibras vasoconstritoras têm origem no plexo carotídeo simpático.

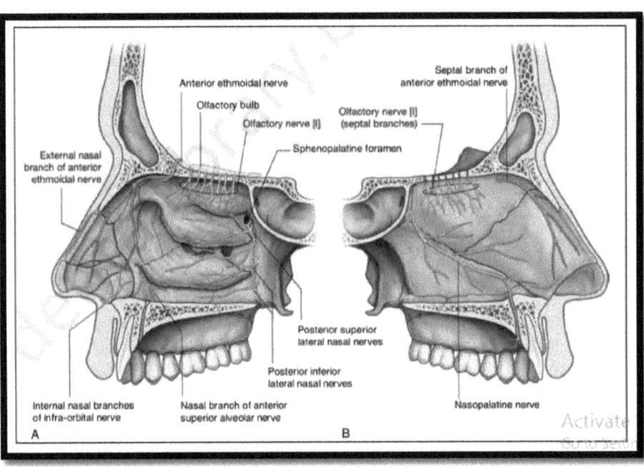

Figura 5

IRRIGAÇÃO SANGUÍNEA DO SEIO MAXILAR-

1. Fornecimento arterial e drenagem venosa
   Os ramos laterais das artérias esfenopalatina e palatina maior, as artérias alveolares superiores posterior, média e anterior no assoalho do seio e a artéria infra-orbital (que corre paralela ao nervo infra-orbital no assoalho da órbita) fornecem sangue ao seio maxilar.
2. A drenagem venosa drena para o sistema do seio dural, a veia jugular, a veia maxilar e a veia facial na direção posterior.

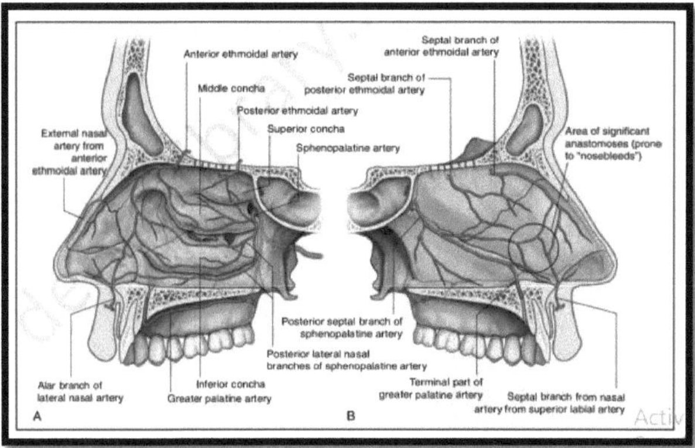

Figura 6

DRENAGEM DA LINFA

1. A trompa de Eustáquio e a nasofaringe são alcançadas por uma rede de ligações linfáticas que atravessam o plexo pterigopalatino e facilitam a drenagem linfática.
2. Os gânglios linfáticos cervicais laterais e retrofaríngeos são os principais receptáculos linfáticos para os seios paranasais.

DESENVOLVIMENTO ANORMAL-

É comum a assimetria de desenvolvimento no tamanho e na forma da EM. Aplasia é extremamente rara e hipoplasia é incomum, sendo unilateral em 7-8% e bilateral em 2% dos adultos

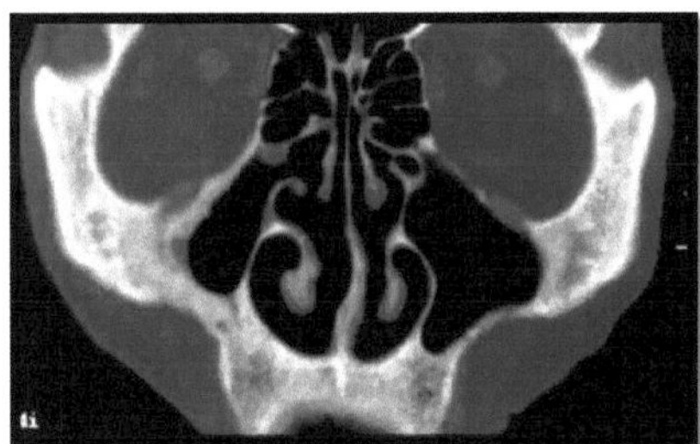

Figura 7

As principais caraterísticas imagiológicas de um seio hipoplásico são a redução global de todas as dimensões e volume, o aumento da altura do processo alveolar, uma parede medial lateralizada do seio e o alargamento compensatório da cavidade nasal. A hipoplasia grave está associada à hipoplasia ou ausência do processo uncinado e a um infundíbulo estreito. A opacificação crónica do seio hipoplásico é, portanto, comum, secundária à oclusão do estreito óstio sinusal e do infundíbulo da unidade ostiomeatal. A contração de um seio normalmente desenvolvido pode ocorrer devido a hipoventilação crónica, infeção, inflamação, displasia óssea ou ser de natureza iatrogénica, geralmente após procedimentos cirúrgicos.

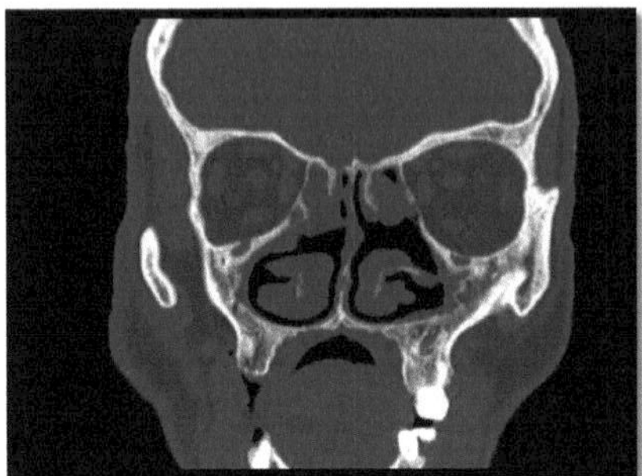

Figura 8

A distinção de um seio hipoplásico depende das caraterísticas imagiológicas descritas e, especialmente, do aumento compensatório da altura do processo alveolar, que é visto apenas com um

Sinus maxilar hipoplásico em desenvolvimento

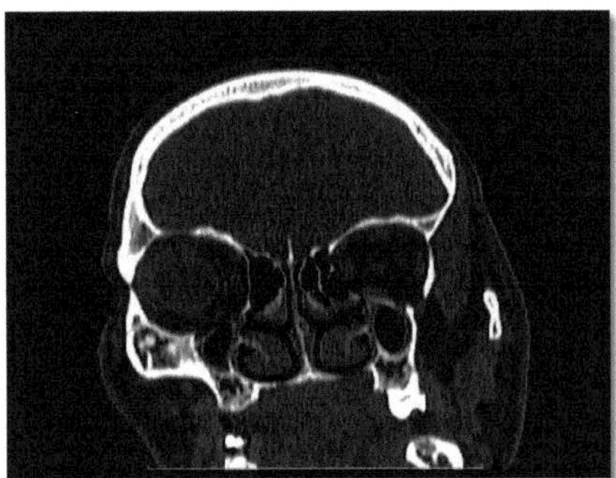

Figura 9

A assimetria facial é reconhecida em associação com a hipoplasia unilateral da EM. O deslocamento posterior (enoftalmo) e inferior (hipoglobo) do globo terrestre são os achados clínicos e radiológicos mais comuns. A órbita (especificamente a parede medial ou lâmina papirácea) é medializada proporcionalmente ao grau de hipoplasia. Se não for reconhecido, este facto pode resultar na perfuração inadvertida da órbita durante a realização de uma etmoidectomia durante a cirurgia endoscópica do seio maxilar (ESS) para um seio maxilar cronicamente obstruído e hipoplásico.

As síndromes craniofaciais que resultam em hipoplasia do terço médio da face resultam em seios maxilares pequenos em termos de desenvolvimento. Esta será bilateral em condições como a síndrome de Crouzon e Apert e após a reparação da fenda palatina; a hipoplasia unilateral é observada na Microssomia Hemifacial (Grau 1 de Pruzansky). A inflamação crónica da mucosa sino-nasal durante a infância pode resultar num crescimento deficiente dos seios paranasais. O volume dos seios maxilares diminui e a espessura óssea das paredes dos seios aumenta com a rinossinusite crónica pediátrica de longa duração.

As doenças genéticas que afectam a depuração mucociliar dos seios paranasais podem levar a sinusite crónica e, frequentemente, a um desenvolvimento sinusal deficiente. A fibrose cística (FC) é a mais comum destas doenças, é de natureza autossómica recessiva e é causada por uma de várias

possíveis mutações de um gene localizado no cromossoma 7. Isto resulta numa diminuição do transporte de cloro para fora das células epiteliais, num muco anormalmente espesso e numa diminuição da depuração mucociliar. A infeção bacteriana secundária é comum e o resultado final são seios paranasais cronicamente doentes e pouco desenvolvidos.[19]

A inervação sensorial do seio maxilar é fornecida pela divisão maxilar do nervo trigémeo (V-2) e pelos seus ramos: o nervo alveolar superior posterior, o nervo alveolar superior anterior, o nervo infra-orbital e o nervo palatino maior. O nervo alveolar superior médio contribui para a inervação secundária da mucosa. O óstio natural recebe sua inervação através do nervo palatino maior, e o infundíbulo é suprido pelo ramo etmoidal anterior do V-1.

As membranas mucosas recebem sua inervação parassimpática pós-ganglionar para secreção mucosa do nervo petroso maior (um ramo do nervo facial). As fibras secretomotoras originam-se no nervo intermediário, fazem sinapse no gânglio pterigopalatino e são transportadas para a mucosa do seio juntamente com os ramos sensoriais de V-2. Ramos vasoconstritores originam-se do plexo carotídeo simpático.[(20,21]

O suprimento sanguíneo para o seio maxilar é feito por ramos da artéria maxilar interna: a artéria orbital infra-orbital corre com o nervo infra-orbital no assoalho da órbita, os ramos laterais das artérias esfenopalatina e palatina maior, e no assoalho do seio, as artérias alveolares superiores posterior, média e anterior. A drenagem venosa corre anteriormente para a veia facial e posteriormente para a veia maxilar, a veia jugular e o sistema do seio dural.[(22]

A drenagem linfática é realizada através de uma rede de conexões linfáticas sobre o plexo pterigopalatino até a trompa de Eustáquio e a nasofaringe. Os receptáculos linfáticos primários dos seios paranasais são os gânglios linfáticos cervicais laterais e retrofaríngeos.[23]

FUNÇÕES DO SEIO MAXILAR[24,25]

- Humidificação e aquecimento do ar inspirado
- Regulação da pressão intranasal
- Aumento da área de superfície para o olfato
- Clareamento da massa do crânio
- Ressonância
- Absorve os choques, ajudando a diminuir os traumatismos cerebrais que contribuem para o crescimento facial
- Propulsão mucociliar das secreções mucosas e serosas em direção ao óstio.

FISIOPATOLOGIA DO SEIO MAXILAR

A sinusite maxilar crónica ou persistente é uma condição patológica que deve ser reconhecida e tratada antes de qualquer procedimento de elevação do seio maxilar antecipado antes do enxerto ósseo. Os elementos etiológicos subjacentes a uma sinusite crónica (ou aguda) podem ser

(1) Perturbação dos padrões de fluxo mucociliar, causando estagnação e falha da drenagem normal através do óstio,

(2) Infeção viral ou bacteriana do trato respiratório superior, ou

(3) Edema inflamatório e bloqueio das vias ostiomeatais devido a reação alérgica e/ou infeção.[26]

Tal como acontece com a maioria dos processos de doença, as etiologias são geralmente multifactoriais.

Em caso de sinusite crónica ou aguda, é essencial o encaminhamento para um médico otorrinolaringologista adequado.

TÉCNICAS DE IMAGEM RADIOGRÁFICA DO SEIO MAXILAR

Técnicas convencionais de imagiologia radiográfica

Atualmente, a radiografia periapical e a radiografia panorâmica são os exames radiográficos dentários iniciais mais comuns em implantologia. Estas duas modalidades de imagiologia não só são capazes de fornecer medições mesio-distais (horizontais) e crista-apicais (verticais) para a seleção do tamanho do implante, como também informações úteis sobre a estrutura e densidade ósseas.

Radiografia periapical

Entre todas as técnicas radiográficas atualmente disponíveis, as radiografias periapicais intra-orais baseadas em película têm a imagem de maior resolução espacial (12-22 pares de linhas/mm) dos dentes, da potencial patologia associada e das estruturas ósseas adjacentes.[27]

As radiografias periapicais proporcionam um baixo custo para o paciente, uma distorção e ampliação mínimas, desde que seja possível obter uma técnica de paralelização.[28] São baratas, estão prontamente disponíveis e são normalmente um método radiográfico amigo do paciente.[(29]

As radiografias periapicais têm sido utilizadas no pré-operatório para a avaliação do aumento do seio maxilar, exame da proximidade do seio maxilar durante o aumento indireto do seio maxilar, verificação da osteointegração do implante após a colocação do implante, confirmação do assentamento do implante-pilar antes da carga e avaliação longitudinal das alterações ósseas peri-implantares após a carga. É de salientar que a altura do osso pode não ser a mesma nas radiografias periapicais e nas radiografias panorâmicas devido à configuração do fundo do seio e à taxa de distorção da radiografia panorâmica.

Aplicações clínicas

Avaliação do aumento do seio maxilar

Duas técnicas diferentes utilizadas para o procedimento de enxerto do seio maxilar estão bem documentadas na literatura: a técnica da janela lateral [30,31,32] e a técnica do osteótomo.[33,34,35,36] As radiografias periapicais são normalmente selecionadas para avaliar a altura do osso residual para determinar se deve ser utilizada uma janela lateral ou uma técnica de osteótomo. A radiografia periapical e a radiografia panorâmica continuam a ser as estratégias de imagem dominantes para a avaliação do aumento do seio maxilar devido ao seu baixo custo e fácil acessibilidade.

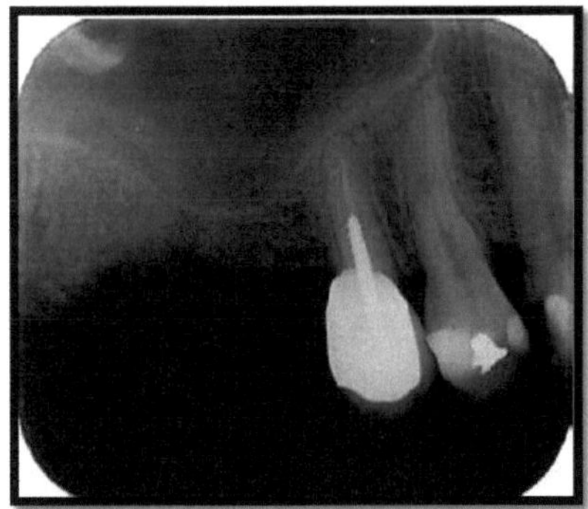

Figura 10

Exame da proximidade do seio durante o aumento indireto do seio

Durante o aumento indireto do seio maxilar, a osteotomia inicial é realizada com uma broca helicoidal de 2 mm, perfurando 1 mm antes do pavimento do seio maxilar. Nesta altura do procedimento, pode ser tirada uma radiografia periapical com o indicador de direção no lugar para avaliar a proximidade do seio. O osteótomo de tamanho mais pequeno é então utilizado para a fratura do pavimento do seio, uma vez que se determina que a extremidade apical da osteotomia está a cerca de 1 mm do pavimento do seio, tal como confirmado por uma radiografia.

Verificação da osseointegração do implante após a colocação do implante

A radiografia periapical pode ser utilizada para o exame da osteointegração dos implantes após a cicatrização, uma vez que apresenta a melhor resolução espacial com um custo e uma dose de radiação mais baixos. A falha na osseointegração pode ser detectada radiograficamente pela presença de radiolucência peri-implantar ao longo de todo o comprimento do implante e clinicamente com base na mobilidade do implante. Um implante rodeado por tecido conjuntivo fibroso, uma condição conhecida como fibrointegração, apresenta tipicamente uma mobilidade clinicamente discernível.[37] Uma radiografia periapical que ilustra a radiolucência peri-implantar ao longo de todo o comprimento de um implante não osseointegrado.

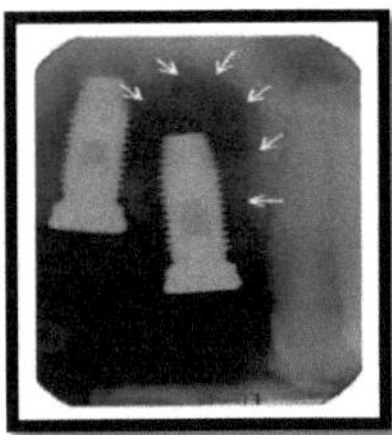

Figura 11

Avaliação do assentamento do implante-pilar durante o procedimento

A maioria dos sistemas de implantes contém dois componentes: um corpo do implante e uma superestrutura/pilar. É fundamental verificar o assentamento correto do pilar do implante no corpo do implante, para permitir uma transferência óptima das forças oclusais para o implante. Por outras palavras, o componente do pilar tem de estar assente de forma firme e passiva no corpo do implante. O não cumprimento destas condições pode levar a uma distribuição desigual das forças oclusais para o implante ou à sobrecarga do implante e às consequentes complicações biológicas e biomecânicas.

As complicações biológicas e biomecânicas incluem a fratura do implante, o afrouxamento ou fratura do parafuso do elevador do seio maxilar, a fratura da prótese, a acumulação de placa e a perda de osseointegração. Foi demonstrado que, em condições in vitro, com um raio-X central paralelo a um intervalo implante-pilar, era possível detetar uma abertura tão pequena como 21 µm utilizando uma técnica de imagem periapical ou bitewing.[38] No entanto, à medida que a angulação do feixe de raios-X aumenta, a capacidade de reconhecer um intervalo implante-pilar diminui significativamente.

Deteção de cimento residual

A cimentação de próteses sobre implantes é uma prática comum. O excesso de cimento no sulco gengival pode danificar os tecidos peri-implantares e pode levar à peri-implantite. O excesso de cimento residual tem sido documentado como uma causa iatrogénica de inflamação peri-implantar significativa e perda de crista óssea em redor de implantes dentários restaurados.[38] A identificação do excesso de cimento pode ser possível com a utilização de radiografias periapicais ou bitewing se o cimento tiver radiopacidade suficiente, for em quantidade suficiente e estiver localizado ou se estender até aos aspectos interproximais do implante dentário.[39,40,41,42,43,44]

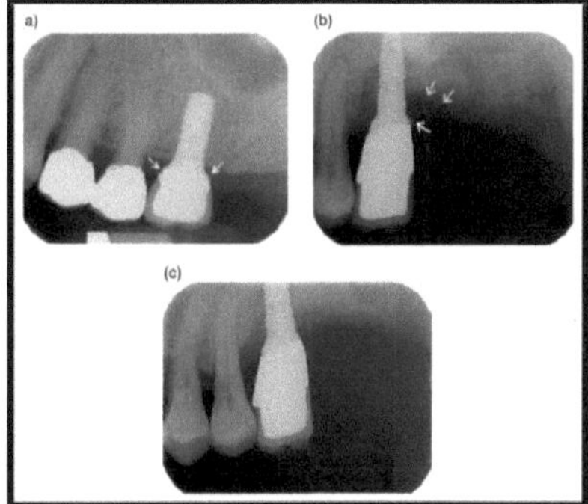

Figura 12

Limitações

A radiografia periapical é limitada pelas suas caraterísticas anatómicas e geométricas. Ela fornece uma imagem bidimensional de uma estrutura tridimensional; portanto, não é possível determinar a largura vestibulolingual do seio ou a espessura da parede vestibular. Além disso, a anatomia de apenas três dentes numa pequena área é visível numa radiografia periapical. Por conseguinte, a radiografia periapical, por si só, é insuficiente para avaliar o seio maxilar; devem ser utilizadas modalidades de imagiologia adicionais, como a CBCT ou a radiografia panorâmica. A radiografia periapical é crucial para avaliar as irregularidades dos componentes dos implantes. Ao verificar o assentamento do implante-pilar, pode ser difícil dizer a olho nu se a angulação do feixe de raios X é inferior a 5° em relação à interface implante-pilar. A avaliação exacta do osso peri-implantar durante a fase de integração do implante requer que a radiografia periapical apresente linhas distintas sem sobreposição em ambos os lados do implante. Encontrar o contacto osso-implante mais coronal é um desafio quando existe um ângulo de projeção vertical incorreto, que produz uma imagem difusa em torno das roscas do implante. O ângulo de projeção do plano vertical ideal, em que o feixe de radiação é perpendicular ao eixo longo do implante, deve ser selecionado para produzir uma radiografia periapical de elevado valor de diagnóstico para avaliar a perda óssea peri-implantar. A radiodensidade deficiente não pode ser identificada pela radiografia periapical intra-oral[(45,46].

Radiografia panorâmica

Uma vez que a radiografia panorâmica é rápida, simples de utilizar e facilmente acessível, é muito utilizada. Para além de ajudar na avaliação de caraterísticas anatómicas, como o seio maxilar, a imagem panorâmica também pode determinar se são necessárias mais radiografias periapicais para vistas detalhadas de locais que suscitam dúvidas. Em comparação com uma série de radiografias de boca inteira, uma única imagem panorâmica pode revelar todas as estruturas dentoalveolares, expondo o doente a menos radiação. Embora a radiografia panorâmica tenha a sua utilidade, para uma avaliação mais completa das estruturas do seio maxilar, é normalmente combinada com modalidades adicionais, como a radiografia periapical, a tomografia convencional ou a CBCT. No entanto, as diferentes ampliações nos planos horizontal e vertical, juntamente com uma resolução e nitidez inadequadas, podem dificultar o diagnóstico e a medição[(47,48,49].

Aplicações clínicas

Avaliação das estruturas anatómicas e da morfologia do seio maxilar

Uma vez que a existência de septos do seio maxilar pode aumentar o risco de perfuração da membrana Schneideriana durante a elevação do seio, a sua identificação é essencial para a cirurgia de aumento do seio. A sinusite maxilar pode se desenvolver como resultado de uma perfuração da membrana Schneideriana. Por outro lado, Krennmair et al. descobriram que, em cerca de 21,3% das vezes, pode ocorrer um diagnóstico incorreto quando os septos sinusais são identificados através de radiografia panorâmica. Devido ao elevado risco de perfuração da membrana, a radiografia panorâmica produz frequentemente resultados falsos negativos no diagnóstico de septos sinusais, o que diminui a previsibilidade dos resultados do aumento do seio.[50]

Avaliação de anomalias patológicas e malignidades do seio maxilar

As patologias do seio maxilar, como a espessura da mucosa, o pseudocisto antral, o cisto de retenção de muco e a hiperplasia da mucosa sinusal, podem ser detectadas pela radiografia panorâmica. Em contrapartida, uma investigação que comparou a radiografia panorâmica com a tomografia computorizada (TC) revelou que a radiografia panorâmica só conseguiu diagnosticar corretamente um em cada 23 seios paranasais doentes (4,3%). 90% dos casos de malignidade do seio maxilar podem ser detectados no momento do diagnóstico pela radiografia panorâmica, enquanto outros dados indicam que esta pode não ser capaz de detetar caraterísticas malignas nas lesões. Esses resultados implicam que, em vez de substituir outros métodos diagnósticos, a radiografia panorâmica deve ser usada em conjunto com eles para avaliar o seio maxilar[(51,52].

Limitações

Embora de baixo custo e baixa dose, a radiografia panorâmica proporciona uma visão abrangente das estruturas dentoalveolares numa única imagem. Mas a nitidez da imagem diminuiu, particularmente na área anterior. A ausência de dados tridimensionais e a ampliação variável nos planos horizontal e vertical, que varia com base na localização do objeto, são outras desvantagens. Para a primeira avaliação da localização dos implantes, é por isso frequentemente aconselhada a combinação de imagens panorâmicas e periapicais. Devido à sua sensibilidade e especificidade limitadas, a radiografia panorâmica por si só não é capaz de detetar septos do seio maxilar, levando a uma taxa de falso-negativo de 26,5% para a existência de septos. A presença de septos aumenta a probabilidade de perfuração da membrana Schneideriana durante a cirurgia, o que pode resultar em resultados menos previsíveis nos procedimentos de aumento do seio maxilar. Depois, a radiografia panorâmica pode avaliar a quantidade de osso.

Técnicas avançadas de imagiologia radiográfica (tridimensional)

Antes do ano 2000, as únicas modalidades de radiografia de diagnóstico disponíveis para o planeamento do tratamento com implantes eram a radiografia panorâmica e a radiografia periapical intra-oral. Estes métodos convencionais têm desvantagens, como o tamanho limitado da película, a distorção/magnificação da imagem e a falta de uma vista tridimensional, mas produzem informação bidimensional suficiente. Os métodos modernos, incluindo a CBCT, a TC de grau médico e a tomografia convencional de secção transversal, fornecem dados tridimensionais cruciais sobre as estruturas orais e maxilofaciais. Devido à sua exposição mínima à radiação e ao seu custo razoável, a tomografia convencional em corte transversal foi a primeira técnica a recolher dados em corte transversal para pacientes com implantes dentários. Seguiram-se os exames de TC de grau médico, que proporcionaram uma avaliação tridimensional; o avanço mais recente na prática dentária foi a CBCT. A RMN é uma ferramenta de diagnóstico de radiação não ionizante que é útil para avaliar os tecidos moles em oposição aos componentes esqueléticos. Pode fornecer imagens em corte transversal ou tridimensionais. Outro método de imagiologia não invasivo e isento de radiação ionizante que pode criar imagens bi ou tridimensionais é o ultrassom[53,54,55].

Tomografia convencional em corte transversal

Foi utilizado um equipamento Cranex TOME versátil para criar uma tomografia em espiral convencional. (A) Os cortes transversais finos adequados foram escolhidos utilizando fotografias panorâmicas de reconhecimento. (B) Quatro cortes de 2 mm de espessura compõem a tomografia convencional. Restrições Uma vez que a tomografia tradicional apenas cria uma imagem de secção transversal de cada vez e está limitada a uma pequena área, a sua utilidade para avaliar várias regiões do maxilar é limitada. Além disso, a interpretação da imagem pode ser complicada pelo aparecimento de objectos radiopacos densos na camada de imagem, mesmo quando não o são.[(56,57]

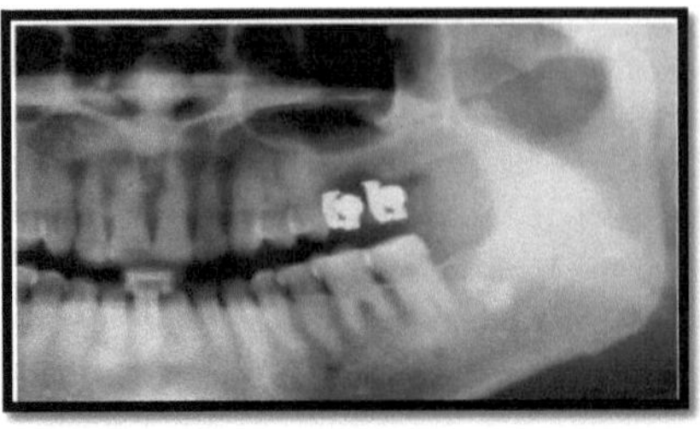

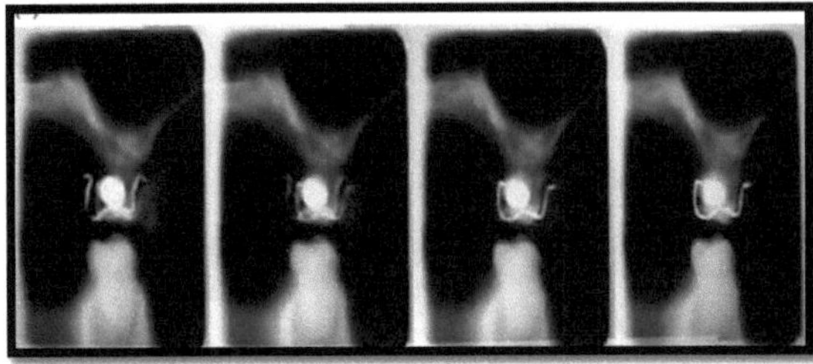

Figura 13

Por conseguinte, é necessária formação em radiografia para adquirir capacidades de reconhecimento de objectos, de modo a compreender as imagens tomográficas tradicionais. Devido a estas desvantagens, à disponibilidade limitada e à introdução de modalidades mais recentes como a CBCT, a tomografia convencional não é recomendada para utilização clínica de rotina no planeamento dentário

Limitações

A tomografia convencional produz uma imagem de secção transversal (limitada a uma região estreita) de cada vez, limitando assim a conveniência desta modalidade de imagem para a avaliação de múltiplas regiões dos maxilares. Além disso, a interpretação de uma imagem tomográfica é difícil porque os objectos com radiopacidade densa podem parecer estar na camada de imagem mesmo quando não estão realmente nessa camada.

Portanto, o treinamento radiográfico para desenvolver as habilidades para um bom reconhecimento de objetos é obrigatório para a interpretação de imagens tomográficas convencionais. Estas limitações, juntamente com a disponibilidade limitada e o advento de modalidades mais recentes (ou seja, CBCT), tornaram a tomografia convencional impraticável, se não inadequada, para utilização clínica de rotina no decurso do planeamento do tratamento com implantes dentários relacionados com o seio maxilar.

TC e CBCT de grau médico

Ao avaliar as caraterísticas clínicas e estruturais do seio maxilar, as tomografias computorizadas são o padrão de ouro na imagiologia médica, porque são capazes de mostrar claramente as alterações inflamatórias na mucosa do seio. Ao contrário da tomografia tradicional e das radiografias dentárias 2-D, as tomografias computorizadas podem estimar a densidade óssea e oferecem muitos pontos de vista dos tecidos moles e do osso com cortes finos. As tomografias computorizadas foram utilizadas pela primeira vez para diagnósticos médicos no início da década de 1970 e, em 1987, foram disponibilizadas para utilização em medicina dentária. No entanto, os exames de TC são normalmente reservados para procedimentos de implantologia dentária muito específicos e complexos, devido ao seu custo elevado e à maior exposição à radiação. As técnicas de TC em espiral de baixa dose, como as TC multi-slice com 32 ou 64 cortes, podem reduzir consideravelmente a exposição à radiação. Mas estas tecnologias não são adequadas para clínicas dentárias devido à sua dimensão, custo e falta de formação dos dentistas. Nos últimos dez anos, os exames de TCFC têm sido utilizados com maior frequência em diagnósticos orais e maxilofaciais. A TCFC tem uma série de vantagens em relação à TC da cabeça de nível médico, tais como um tempo de exame substancialmente mais curto, uma dose de radiação muito mais baixa (50-90%) e um custo significativamente mais baixo para o doente. A sua estrutura é especialmente adequada para a área dentomaxilofacial[58,59,60].

Aplicações clínicas

Avaliação de uma possível patologia do seio maxilar

A avaliação pré-operatória adequada do seio maxilar é crucial, uma vez que as anomalias e a doença sinusal são frequentemente observadas em doentes submetidos a aumento do seio maxilar e em doentes que recebem imagens de TCFC para outros fins que não a suspeita de doença sinusal ou sintomas do seio maxilar.

Lesões císticas do seio maxilar

Os cistos do seio maxilar clinicamente benignos são classificados em dois tipos principais: cistos secretores e cistos não secretores. Os cistos de retenção e as mucoceles são exemplos de cistos secretores; os cistos não secretores são mais freqüentes. Geralmente pequenos e não intencionalmente encontrados na radiografia, os cistos de retenção são criados pela oclusão de glândulas seromucinosas na mucosa do seio.[(61]

Os pseudocistos, ou cistos não secretores, são desprovidos de um exterior epitelial. Uma camada interna de células de tecido conjuntivo comprimido encontra-se sob uma membrana fina que define os pseudocistos antrais . O exsudado inflamatório acumula-se entre a parede óssea do seio e o periósteo, formando uma estrutura em forma de cúpula que eleva o exsudado do pavimento e do osso. As mucoceles apresentam uma opacificação homogénea nos exames radiológicos, que são frequentemente utilizados para as identificar. A cirurgia geralmente não é necessária para a remoção dos cistos e pseudocistos de retenção, pois são benignos, quase assintomáticos e não causam complicações nasossinusais.[62,63]

No entanto, os relatos sobre a evolução dos quistos diferem, variando desde um aumento notável até à remissão espontânea ou à manutenção inalterada. A terapia cirúrgica só deve ser avaliada em pacientes que apresentam sintomas. Para aqueles com cistos incômodos na mucosa maxilar, uma consulta otorrinolaringológica é altamente recomendada, pois um pseudocisto pode complicar o procedimento de aumento do seio maxilar. A remoção endoscópica através da via endonasal é o método preferível se a cirurgia for necessária.[(64]

Para pacientes com seios maxilares problemáticos, a cirurgia endoscópica do seio maxilar com antrostomia do meato médio demonstrou uma taxa substancial de melhoria sintomática. Uma mucocele deve ser removida antes do aumento do seio maxilar devido ao seu carácter agressivo e à sua propensão para crescer, ao contrário dos quistos ou pseudoquistos de retenção assintomáticos. Os benefícios do tratamento endoscópico para mucoceles incluem tempos de recuperação mais curtos, menor morbidade e menor invasividade. Para as mucoceles nasais, a cirurgia endoscópica é agora o padrão aceite de terapia. Avaliação antes e depois do procedimento de aumento do seio nasal[(65,66].

RINOSSINUSITE DO SEIO MAXILAR

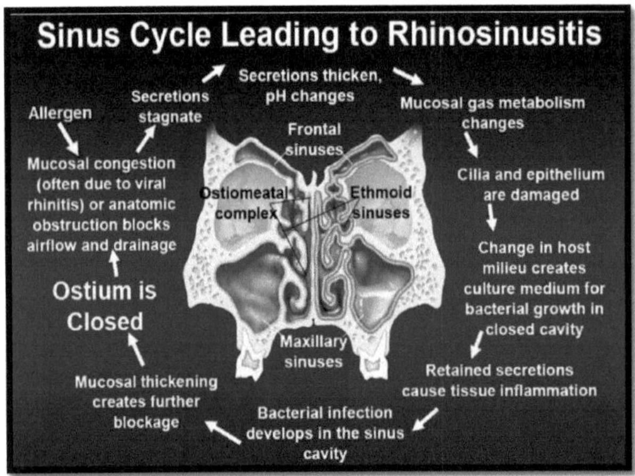

Figura 14

A rinossinusite, substituindo o nome anterior de sinusite, é definida como uma inflamação da mucosa do nariz e dos seios paranasais.[67] A rinossinusite pode ser geralmente dividida nas formas de rinossinusite aguda (RAE) e rinossinusite crónica (RSC). A confirmação objetiva com endoscopia nasal ou TAC dos seios paranasais é fundamental para o diagnóstico definitivo de RSC.[(68]

A deteção de sinusite maxilar com base em radiografias convencionais é geralmente difícil. Em contraste, as tomografias computadorizadas são úteis para o diagnóstico de sinusite maxilar após o aumento do seio. A TC demonstrou ter uma boa sensibilidade e uma especificidade moderada para o diagnóstico de RSC, com bons valores preditivos positivos e negativos.[69] A imagem de TC da RSA pode apresentar níveis de ar-líquido ou bolhas de ar dentro da opacificação no seio maxilar, enquanto a RSC está associada a espessamento da membrana sinusal e opacificação com maior atenuação do que na doença aguda.[70] A formação de osso novo, idêntica à osteíte, ao longo dos contornos da cavidade sinusal é um achado comum na TC associado à RSC.

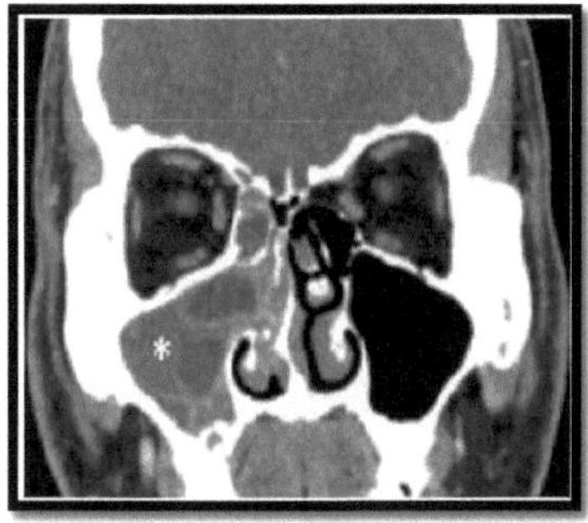

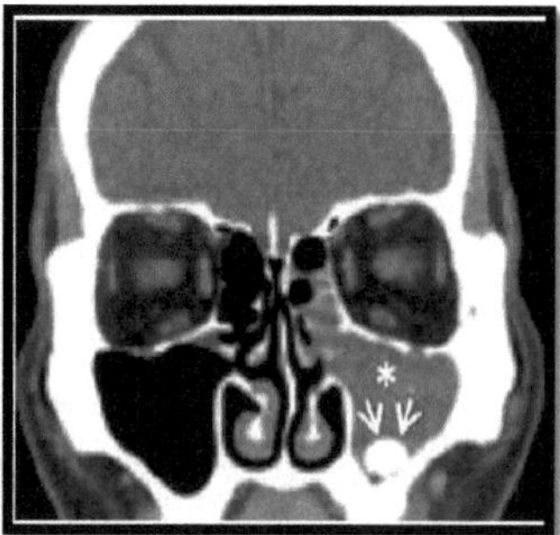

Figura 15

Avaliação dos septos do seio maxilar

Os septos maxilares são paredes de osso cortical que surgem das paredes inferior ou lateral do seio maxilar e podem dividir o seio em duas ou mais cavidades. A identificação dos septos do seio maxilar é importante para o aumento do seio usando a abordagem da janela lateral porque a sua presença pode aumentar o risco de perfuração da membrana Schneideriana durante a cirurgia do seio.[71]

Ao rever a literatura atual sobre o diagnóstico radiográfico dos septos do seio maxilar, os exames de TC/TCB têm maior sensibilidade e especificidade do que as radiografias panorâmicas, porque fornecem informações tridimensionais com maior precisão[46]. Além disso, os exames de TC/TCB não só são capazes de identificar a presença de septos sinusais, como também a localização, altura e orientação desses septos[(72].

Apesar de ser considerada o "padrão de ouro" para a avaliação do seio maxilar pelos otorrinolaringologistas, a TC não é atualmente utilizada com frequência para a avaliação do seio maxilar em medicina dentária, devido à dose de radiação bastante elevada e às outras desvantagens já mencionadas . Em vez disso, a TCFC está a ser cada vez mais utilizada pelos dentistas para a avaliação do seio maxilar devido à sua maior resolução e menor dose de radiação. A TCFC tem sido usada para esclarecer a presença de septos no seio maxilar[73].

Avaliação dos vasos intra-ósseos do seio maxilar

O suprimento arterial da parede do seio maxilar e da membrana Schneideriana sobrejacente origina-se dos ramos da artéria maxilar: a artéria alveolar superior posterior (AASP) e a artéria infraorbital (AIO).No que diz respeito à relação com a parede óssea lateral do seio, a anastomose da AAP e da AIO pode ocorrer intra-óssea [74] ou parcialmente intra-óssea.[75] Vários estudos anatómicos que investigaram a distribuição da artéria maxilar em cadáveres humanos relataram que a anastomose intra-óssea entre a AAP e a AIO foi encontrada em 100% dos espécimes.[76]

A altura média da crista alveolar até a anastomose intra-óssea foi relatada como sendo de 16-17 mm [77,79], colocando este vaso em estreita proximidade com o local da osteotomia da janela lateral. Portanto, pode haver uma alta probabilidade de cortar o vaso ao preparar a janela óssea durante a cirurgia do seio. Sugere-se que as avaliações radiográficas em 3D da presença e da localização da artéria intra-óssea na parede antral lateral óssea sejam essenciais antes da cirurgia de elevação do seio maxilar. A artéria intraóssea pode ser visualizada apenas em cerca de 50% dos

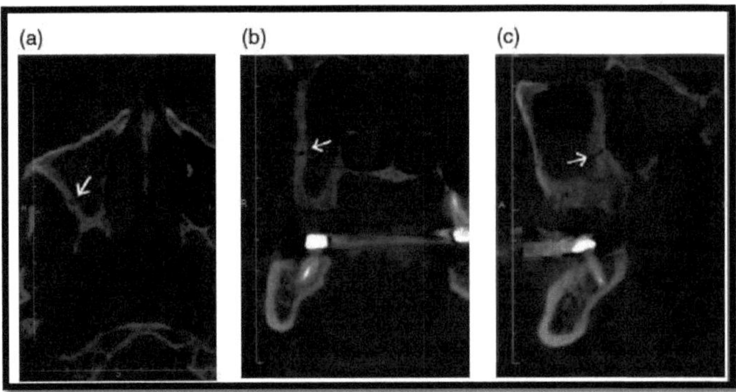

Figura 16

Artéria intra-óssea visualizada em exames de TC e CBCT.

exames de TC/CBCT. Isto sugere que os exames de TC e CBCT podem não ser suficientemente sensíveis para detetar a artéria intra-óssea devido ao seu pequeno diâmetro. Foi registado um diâmetro médio de 1,2-1,6 mm para a artéria intra-óssea nos estudos supramencionados, com um diâmetro significativamente menor nas mulheres.

Avaliação pré e pós-operatória dos procedimentos de enxerto sinusal

Os exames de TC/CBCT têm sido utilizados para medir a altura restante da crista óssea na maxila posterior, para estimar o volume de enxerto ósseo necessário para um procedimento de elevação do seio maxilar antecipado e também para avaliar o volume e a densidade do local enxertado após a cirurgia.[78]

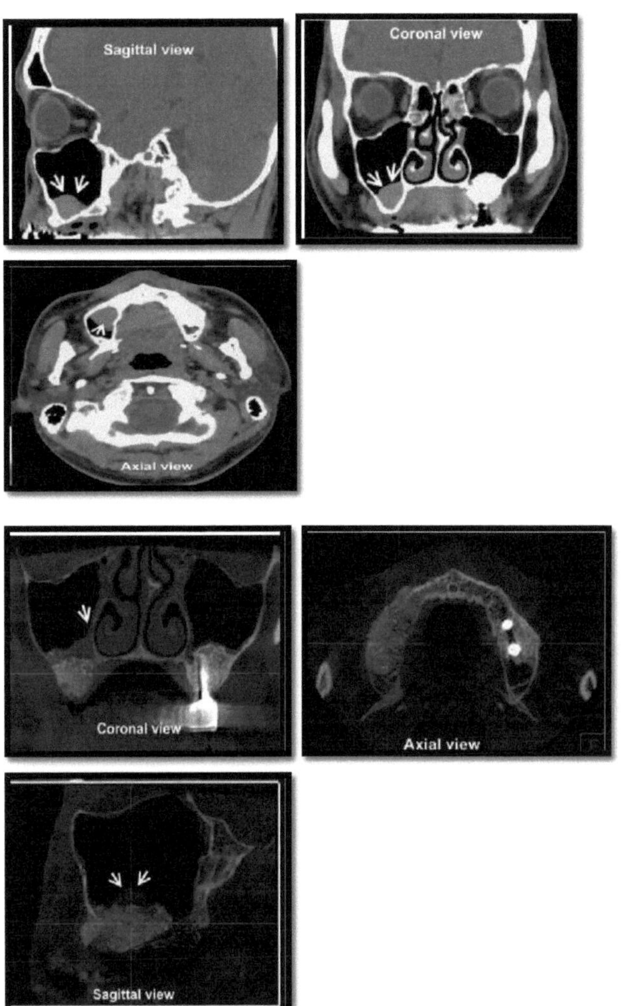

Figura 17

Avaliação pré e pós-operatória do procedimento de aumento do seio maxilar.

Um pseudocisto do seio maxilar direito (representado por setas brancas) e o resultado da cirurgia de aumento são visíveis nas tomografias computorizadas e CBCT. Tomografia computorizada pré-operatória (A).

(B) Exames pós-operatórios de TCFC coronal, axial e sagital seis meses após o tratamento de aumento do seio maxilar.

Elevação simultânea do pavimento do seio maxilar transcristal e posicionamento do implante para um maxilar totalmente edêntulo Utilizando software de planeamento de implantes 3-D e tecnologias CT/CBCT, a cirurgia de implantes guiada por computador posiciona os implantes de forma realista, de modo a estarem o mais próximo possível da restauração pretendida, bem como da arquitetura óssea subjacente. Um fabricante pode utilizar os dados do plano de tratamento digital com a posição ideal do implante para criar uma guia cirúrgica estereolitográfica utilizando a tecnologia CAD/CAM. O cirurgião pode colocar os implantes com precisão nas posições, profundidades e ângulos pretendidos, utilizando a guia cirúrgica que foi fabricada e o equipamento de perfuração adaptado ao sistema de implantes[80,81].

Além disso, para os pacientes que necessitam de aumento indireto do seio maxilar e que têm um maxilar totalmente edêntulo, a elevação transcrestal do pavimento do seio maxilar pode ser realizada em simultâneo com a cirurgia de implantes guiada por computador. A colocação do implante é efectuada através de cirurgia guiada por computador após a elevação da membrana do seio maxilar pela abordagem transcrestal. Os clínicos podem beneficiar da implantologia assistida por computador de várias formas, incluindo dados 3D precisos sobre o contorno da prótese pretendida e a arquitetura óssea. Isto torna possível a implantação protética e eficaz. Além disso, quando efectuada sem retalhos, é uma técnica cirúrgica previsível e segura que causa menos dor e desconforto após o tratamento do que a cirurgia de implantes tradicional.

Limitações

Embora as imagens de CBCT estejam a ser cada vez mais utilizadas na implantologia dentária, ainda têm algumas desvantagens. No que diz respeito à identificação de doenças em que o contraste dos tecidos moles é fundamental, as imagens de TCFC não são tão adequadas como as imagens de TC devido ao seu contraste inferior dos tecidos moles. Consequentemente, a CBCT é insuficiente para avaliar tumores localizados nos tecidos moles. Além disso, entre dois objectos extremamente radiodensos (como coroas metálicas e implantes dentários), podem ocorrer artefactos de dispersão e de banda escura, prejudicando gravemente a qualidade da imagem regional e influenciando o diagnóstico.[(82]

Além disso, quando comparada com a radiografia convencional intra-oral (12-22 pares de linhas/mm), a resolução espacial das imagens de TCFC (cerca de 2 pares de linhas/mm) é comparativamente baixa. De acordo com uma revisão efectuada por D'Haese et al., a utilização de guias cirúrgicos estereolitográficos na cirurgia de implantes guiada por computador resulta numa falta de precisão na colocação dos implantes. As descobertas coincidentes em imagens de TCFC aumentaram juntamente com a crescente utilização clínica de exames de TCFC na implantologia dentária. Em 46,8% dos 134 pacientes, foram registadas anomalias acidentais do seio maxilar não relacionadas com a intenção inicial do exame. Pode haver repercussões médico-legais se as lesões acidentais não forem reconhecidas.

Por outro lado, profissionais médicos inexperientes podem fazer diagnósticos positivos erróneos, o que pode levar a despesas médicas desnecessárias e a uma grande preocupação para o doente e a sua família. A obtenção de um relatório de um radiologista profissional é altamente aconselhável à luz da utilização crescente de imagens de CBCT em medicina dentária, a fim de evitar complicações médico-legais e excluir qualquer patologia craniofacial não relacionada com a terapia com implantes.(83

OPÇÕES DE TRATAMENTO NA MAXILA POSTERIOR

A maxila posterior atrófica constitui um desafio para a colocação de implantes, não só devido à qualidade do osso, mas também devido à pneumatização do seio. A perda dos dentes posteriores do maxilar resulta numa diminuição inicial da largura do osso à custa da placa óssea vestibular. A largura da maxila posterior diminui a um ritmo mais rápido do que noutras regiões dos maxilares.

O fenómeno de reabsorção é acelerado pela perda de vascularização do osso alveolar e pela ausência de estimulação muscular. Isto compromete a qualidade do osso. A pneumatização do seio maxilar após as extracções dentárias reduz ainda mais a altura óssea disponível para a colocação de implantes na região posterior do maxilar.

Para tratar problemas de quantidade óssea insuficiente, têm sido utilizadas várias opções de tratamento no maxilar posterior. A mais conservadora destas opções é a utilização de implantes curtos para evitar a colocação de implantes na cavidade sinusal. Para a colocação de implantes curtos, continua a ser necessária uma altura óssea residual de, pelo menos, 6 mm. Outra forma de evitar o aumento do seio é colocar implantes inclinados numa posição medial ou distal à cavidade do seio quando existe um suporte ósseo adequado. Outra opção é a utilização de implantes zigomáticos que podem ser posicionados lateralmente ao osso zigomático.

No passado, os implantes eram inseridos na parte posterior do maxilar sem modificar a topografia do seio maxilar. Tentativas de colocação de grandes implantes endósteos posteriores ao antro e na tuberosidade e placas pterigóides. Estas abordagens requerem três ou mais pônticos entre os implantes anteriores e posteriores. Este intervalo resulta numa flexibilidade excessiva da prótese, tensões excessivas e falha do implante. Assim, o sucesso a longo prazo do implante subperiosteal maxilar é questionável.

Para ultrapassar este problema, a membrana do seio maxilar é ligeiramente elevada através de um procedimento cirúrgico denominado elevação da membrana do seio para permitir a colocação de implantes na maxila posterior. Os dois principais procedimentos de elevação do pavimento sinusal para colocação de implantes dentários que estão a ser utilizados são

(1) Técnica em duas fases utilizando a abordagem da janela lateral, e

(2) Técnica de uma fase utilizando uma abordagem lateral ou transalveolar. A decisão de utilizar a técnica de uma ou duas fases baseia-se na quantidade de osso residual disponível e na possibilidade de alcançar estabilidade primária para os implantes inseridos.[84]

TÉCNICA INDIRECTA

É também designada por técnica de osteótomo ou abordagem Crestal ou abordagem transalveolar ou elevação do seio interno. Neste método, o seio é elevado indiretamente, ou seja, um segmento de osso adjacente à membrana é elevado, o que, por sua vez, eleva a membrana.

Tatum foi o primeiro a realizar este método e, mais tarde, Summers ilustrou uma abordagem crestal alternativa com osteotomias cónicas de diâmetros crescentes.[85] A técnica indireta é geralmente aconselhada quando a altura residual do osso é maior ou igual a 6 mm.[86]

Após a administração de AL, é efectuada uma incisão na crista, que se estende distalmente para expor a crista, e é elevado um retalho de espessura total. Uma vez refletido o retalho, procede-se à preparação da osteotomia com uma broca piloto, mantendo-a 2 mm abaixo do pavimento. Deve ser efectuada uma radiografia de confirmação com a introdução de uma broca piloto. As brocas ou o conjunto de osteótomos de diferentes dimensões podem ser utilizados de forma sequencial para alargar o local da osteotomia até ao mesmo nível, ou seja, a 2 mm do pavimento do seio. Nos ossos D3 e D4, os osteótomos são geralmente utilizados para condensar o osso e aumentar lateralmente a densidade óssea. Depois de a broca de maior diâmetro ter expandido o local do implante, as partículas de osso

(normalmente misturado com osso autógeno) são adicionados ao local da osteotomia preparada como material de enxerto.[87] Normalmente, é preferido o enxerto ósseo composto composto por 25% de osso autógeno e 75% de enxerto de hidroxiapatite. O enxerto é inserido no local da osteotomia antes da fratura do pavimento do seio. Um osteótomo de diâmetro inferior ao do implante é no local da osteotomia e é batido suavemente para fraturar o pavimento do seio. Observar a alteração do som enquanto o pavimento do seio está a ser fracturado. Quando o pavimento se fraturar, pode ouvir-se um tom diferente do som.

A alteração do som pode ser conseguida através da colocação do osteótomo final no local do implante com o enxerto ósseo. O enxerto aumentado exerce força sobre a membrana, o que eleva ainda mais o seio. O enxerto ósseo pode ser inserido e batido para obter a quantidade necessária de elevação da membrana sinusal. Devem ser tomadas as devidas precauções para garantir que a membrana se encontra dentro do seu limite de alongamento. O diâmetro do osteótomo final a ser preparado deve ser mais curto do que o diâmetro do implante a ser inserido. Se não for alcançada uma estabilidade primária adequada durante a colocação do implante e se este for deixado como está, existe a possibilidade de o implante se deslocar para o antro.[88] A estabilidade primária de um implante para uma determinada qualidade óssea depende do seu macro design.

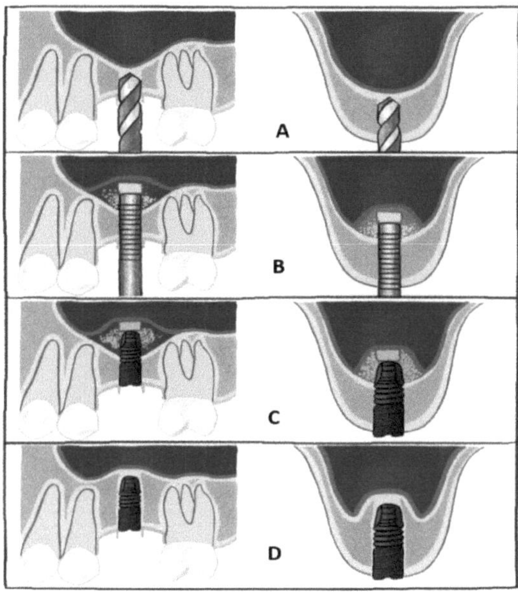

Figura 18

<u>Instruções e cuidados pós-operatórios</u>

i. As instruções pós-cirúrgicas devem ser dadas aos doentes de forma verbal e escrita.
ii. No dia do procedimento, os doentes devem ser aconselhados a dormir com a cabeça elevada.
iii. Os doentes devem ser aconselhados a seguir uma dieta líquida e continuar com a dieta mole durante as duas semanas seguintes.
iv. Geralmente, observa-se alguma hemorragia nasal horas após a cirurgia, sendo aconselhados antibióticos e analgésicos, juntamente com colutório de clorexidina a 1,2%.
v. Os doentes devem ser aconselhados a evitar mastigar a partir do local da cirurgia, soprar balões, assoar o nariz, fumar ou qualquer outra atividade que crie pressão negativa na cavidade oral durante, pelo menos, duas semanas.
vi. Se espirrar, o doente deve abrir a boca para que a pressão não seja aplicada dentro do seio.
vii. Se for observado qualquer inchaço ou hematoma, o doente deve ser aconselhado a aplicar suavemente um saco de gelo sobre a face.

TÉCNICAS

1. Técnica de osteótomo de Summers. [1994]
2. Técnica Intralift. [1998]
3. Técnica da trefina modificada. [2001]
4. Técnica do cateter insuflável. [2007]
5. Levantamento indireto do seio maxilar realizado com a técnica "Autogenous Core Lift" em combinação com massa de fosfosilicato aloplástico. [2011]
6. Técnica de elevação do balão antral. [2012]
7. Técnica de elevação hidráulica do seio maxilar. [2013]
8. Técnica MITSA. [2014]
9. Técnica de elevação do seio maxilar guiada por MITC. [2014]
10. Sistema de elevação Sinu. [2015]

TÉCNICA DE OSTEÓTOMO POR SUMMERS EM [1994]

A técnica de Osteótomo é descrita pela primeira vez em várias publicações por Summers em 1994, onde a utilização de instrumentos rombos designados por osteótomos é utilizada para a elevação do seio, aumento ósseo seguido da colocação de implantes dentários simultaneamente durante quatro a seis meses mais tarde, como uma técnica de duas fases [89,90].

A técnica de osteótomo também é utilizada para o desenvolvimento e alargamento de locais de ostectomia com presença limitada de osso. Ao longo do tempo, a técnica foi modificada e a sua utilização alargada, incluindo o aumento da densidade do osso através da utilização dos osteótomos para compactar o osso em áreas com osso poroso e para alargar traumaticamente os locais de ostectomia. A elevação indireta do pavimento do seio maxilar com osteótomo é geralmente indicada quando a altura do osso residual é igual ou superior a 6 mm [(89,91].

Seguem-se os passos da técnica de Osteótomo:

Anestesia

- Infra-orbital,
- alveolar superior posterior,
- Bloqueio do nervo palatino maior;
- anestesia subperiosteal por infiltração lenta (velocidade 1 ml/min) .

Incisão-

- A incisão crestal deve ser alargada distalmente em alguns casos, até à área da tuberosidade onde é necessário colher osso autólogo.

Aba

- Para expor a crista do cume,
- O retalho mucoperiosteal de espessura total é elevado.

Perfuração-

- A preparação da osteotomia é iniciada com uma broca piloto de 2 mm de diâmetro, mantendo-a 2 mm abaixo do pavimento do seio. Neste caso, deve ser efectuada uma radiografia de confirmação, inserindo a broca piloto. As brocas alargadas ou um conjunto de osteótomos de dimensões variadas podem ser utilizados sequencialmente para alargar o local da osteotomia até ao mesmo nível, ou seja, 2 mm abaixo do pavimento do seio.
- No osso de baixa densidade (D3 e D4), os osteótomos são preferidos para condensar lateralmente o osso e para aumentar a densidade do osso.

Enxertia

- Depois de o osteótomo maior ter expandido o local do implante, são adicionados substitutos ósseos particulados (misturados com osso autógeno) à osteotomia como material de enxerto.
- O enxerto ósseo composto composto por 25% de enxerto autógeno e 75% de enxerto de hidroxiapatite deve ser preferido. O enxerto é inserido no local do osteótomo, antes da fratura do pavimento do seio

Fratura-

- Um osteótomo de menor diâmetro do que o corpo do implante é inserido no local da osteotomia preparada e batido suavemente para fraturar o pavimento do seio.
- Observar a alteração do som durante a fratura do pavimento do seio nasal. Quando o pavimento do seio se fraturar, podem ouvir-se sons de diferentes tonalidades.

Elevação *do pavimento sinusal-*

- Isto é feito através da reinserção do osteótomo maior no local do implante com o material de enxerto no lugar.
- O enxerto ósseo adicionado exerce pressão sobre a membrana sinusal, elevando-a ainda mais.
- O enxerto ósseo pode ser adicionado e batido para obter a quantidade desejada de elevação da membrana sinusal.
- Não ultrapassar o limite de estiramento da membrana.

Colocação de implantes -

- A fixação do implante a colocar deve ser ligeiramente maior em diâmetro do que a osteotomia criada pelo osteótomo final.

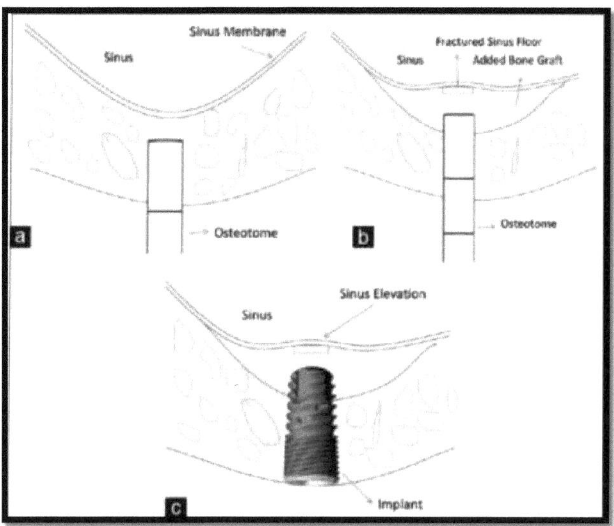

Figura 19

Fig. 19: Elevação do fundo do seio com osteótomo adicionado de osso.

- Instrumentação do osteótomo por maleabilização.
- Fratura do pavimento do seio maxilar e adição de enxerto ósseo na osteotomia.
- Elevação do seio maxilar com colocação simultânea de implantes[92,93,94].

TÉCNICA INTRALIFT DE TORRELLA ET AL EM [1998]

Torrella et al. propuseram o uso da cirurgia piezoeléctrica para osteotomias laterais.[95] Estas são realizadas com uma incisão que preserva o osso, pelo que são menos traumáticas e reduzem o risco de perfuração da membrana Schneideriana, e conseguem uma melhor visualização durante a cirurgia. Com base na utilização da cirurgia piezoeléctrica, tem-se tentado simplificar a técnica de elevação do seio maxilar para oferecer aos pacientes uma intervenção o menos traumática possível, com menor desconforto pós-operatório.

Troedhan, Kurrek, Wainwright e Jank desenvolveram a técnica Intralift em 2010. Uma técnica minimamente invasiva de elevação do pavimento do seio maxilar através de cirurgia piezoeléctrica baseada num conjunto específico de pontas para a aplicação de ultra-sons. Esta técnica abre um vasto leque de possibilidades em termos de redução da complexidade e morbilidade da elevação aberta do seio maxilar.

TÉCNICA CIRÚRGICA

A preparação do orifício para aceder ao pavimento do seio maxilar é realizada na crista, sequenciando o sistema Intralift de pontas e o Piezótomo para controlar a vibração das pontas e a sua irrigação. O Piezótomo permite trabalhar com estas pontas ultra-sónicas com quatro modos de potência D-1 a D-4, que correspondem à classificação da qualidade óssea (1 = osso denso, 4 = osso muito esponjoso). A potência D-1, D-2 é utilizada no início, para o osso cortical, e D-3, D-4 no final do procedimento para o osso esponjoso e para levantar a membrana sinusal.

1) 'Perfuração piloto'; é utilizada uma ponta cónica de diamante (TKW 1 - Ø 1,35 mm) no modo D2, com irrigação de 70-100 ml/min. [Fig. 20 a].
2) "Perfuração preliminar": é utilizada uma ponta de diamante cilíndrica (TKW 2-Ø 2,1 mm) no modo D2-D3 com uma irrigação de 70-100 ml/min. [Fig. 20 b]
3) 'Perfuração preliminar': uma ponta de diamante cilíndrica (TKW 3 - Ø 2,35 mm) é utilizada num modo D2-D3 com irrigação de 70-100 ml/min. [Fig. 20 c]
4) "Perfuração secundária": é utilizada uma ponta de diamante cilíndrica (TKW 4 - Ø 2,80 mm) no modo D2-D3 com uma irrigação de 70-100 ml/min. [Fig. 20 d]

É utilizada uma ponta não diamantada 'Trumpet' (TKW 5) [Fig. 20 e]. Trata-se de uma ponta não cortante, que pulveriza irrigação estéril provocando a elevação da membrana sinusal interna por microcavitação. É utilizada no modo D3/D4 com uma irrigação de 30 - 40 ml/min.

Também pode ser utilizado no modo não ativado para compactar material, utilizando-o apenas como um instrumento manual. A ponta nunca deve ser colocada em contacto direto com a membrana Schneideriana, pelo que devem ser colocadas esponjas hemostáticas de colagénio para proteção.

As primeiras 4 brocas são utilizadas apenas para alargar a preparação, e a broca 5 (trompete) é a única que realmente eleva a membrana Schneideriana. A simplificação do procedimento através da utilização de pontas cirúrgicas piezoeléctricas minimiza o risco de introdução de instrumentos na cavidade sinusal e, através da utilização da cavitação por ultra-sons, o desconforto do doente é reduzido, não há martelamento do osteótomo nem elevação de grandes retalhos.

A utilização de ultra-sons para a realização destas cirurgias permite-nos realizar incisões ósseas menos traumáticas e conservadoras, reduzindo a hemorragia e conseguindo uma melhor visibilidade durante a cirurgia. Além disso, há uma redução do risco de perfuração da membrana Schneideriana, uma vez que o contacto acidental de instrumentos com a membrana, uma vez que os instrumentos utilizados são menos agressivos do que os instrumentos rotativos, implica um menor risco de lesão.

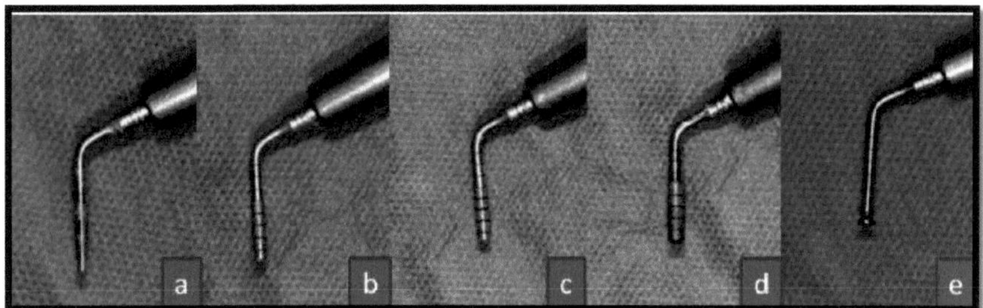

Figura 20

Esta técnica revelou-se mais eficaz na obtenção de uma maior e mais homogénea elevação da membrana[96,97].

A TÉCNICA DE AUMENTO DO SEIO MAXILAR COM TREFINA/OSTEÓTOMO MODIFICADA POR FUGAZZOTTO EM [2001]

O procedimento utiliza trefinas de vários diâmetros externos seguidas de um osteótomo para implodir um núcleo de osso alveolar posterior maxilar antes da colocação de materiais regenerativos, antecipando a colocação subsequente de implantes.[98]

PROCEDIMENTO CIRÚRGICO

É efectuada uma incisão médio-crestal no local previsto para a colocação do implante. Os aspectos mesiovestibular, distovestibular, mesiopalatal e distopalatal da incisão na crista são ligados a quatro incisões verticais de libertação. Os retalhos mucoperiostais bucal e palatino são reflectidos em toda a espessura. Uma broca de trefina calibrada com o maior diâmetro externo possível, sem comprometer os ângulos da linha vestibular e palatina do rebordo alveolar residual, é colocada no local do aumento previsto e da subsequente colocação do implante.

Utilizando radiografias pré-operatórias e uma morfologia do rebordo residual como guia, a trefina é utilizada para preparar o local até 1-2 mm da membrana sinusal a uma velocidade de corte máxima de 500 rpm. Após a remoção da broca de trefina, se se verificar que o núcleo de osso alveolar se encontra no interior da trefina, o núcleo é cuidadosamente removido e recolocado no local da osteotomia.

É selecionado um osteótomo calibrado e deslocado para corresponder ao diâmetro da preparação da trefina. O osteótomo é utilizado sob forças de maleação suaves, para implodir o núcleo ósseo da trefina até uma profundidade aproximadamente 1 mm inferior à do local preparado. Estas medições são possíveis graças à calibração da trefina e do osteótomo. O local da osteotomia é cuidadosamente preenchido com Bio-Oss e coberto com uma membrana BioGuide, que é fixada com tachas de fixação. Os retalhos mucoperiosteais são substituídos e suturados com suturas Gore para efetuar o encerramento passivo do retalho primário.

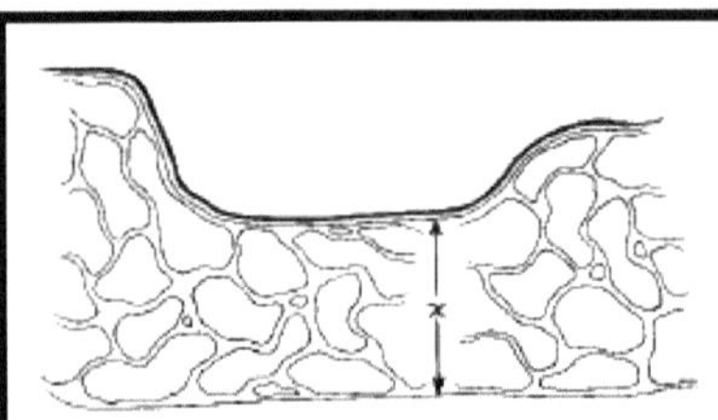

Fig. 1. X is the apical occlusal extent of the residual alveolar bone coronal to the sinus membrane.

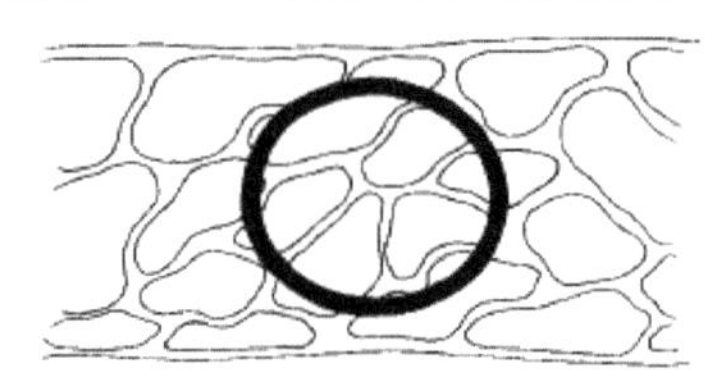

Fig. 2. A trephine is chosen of the widest diameter possible without compromising the buccal and palatal line angles of the residual alveolar ridge.

Figura 21 Figura 22

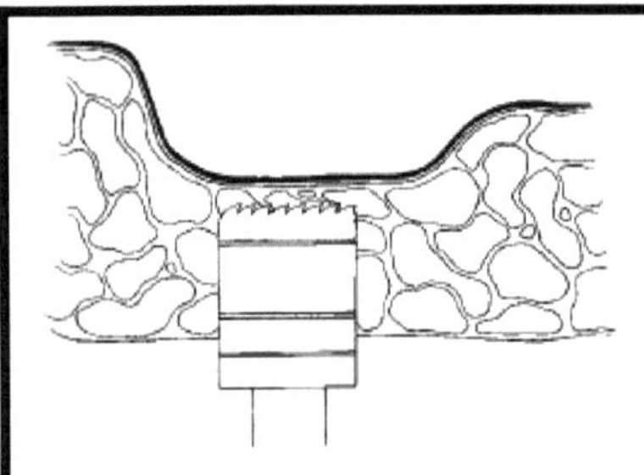

Fig. 3. A trephine is used to prepare a core to within 1 mm of the sinus membrane.

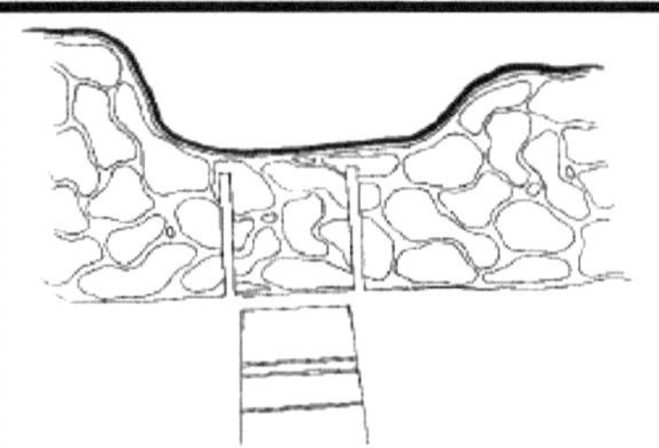

Fig. 4. An appropriately sized osteotome is used to implode the prepared alveolar bone core.

Figura 23 Figura 24

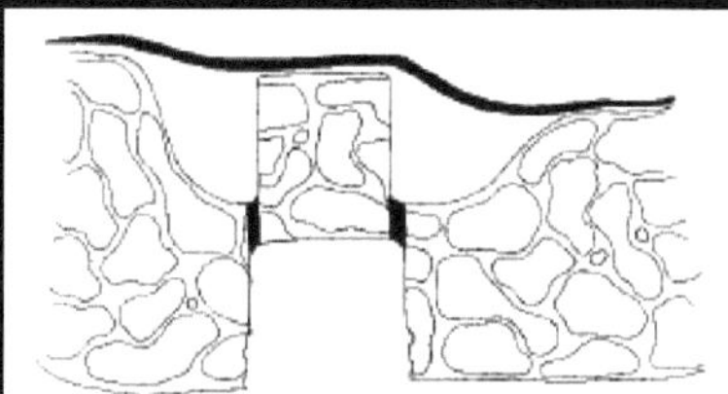

Fig. 5. The alveolar bone core is imploded to a depth 1 mm less than the depth of the aforementioned trephine cut. The area is packed with regenerative material and covered with a membrane that is secured with fixation tacks.

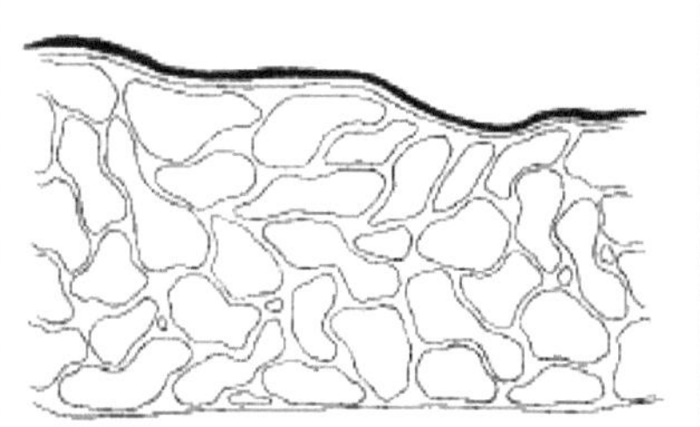

Fig. 6. After healing, an increased apico-occlusal dimension of alveolar bone is noted.

Figura 25 Figura 26

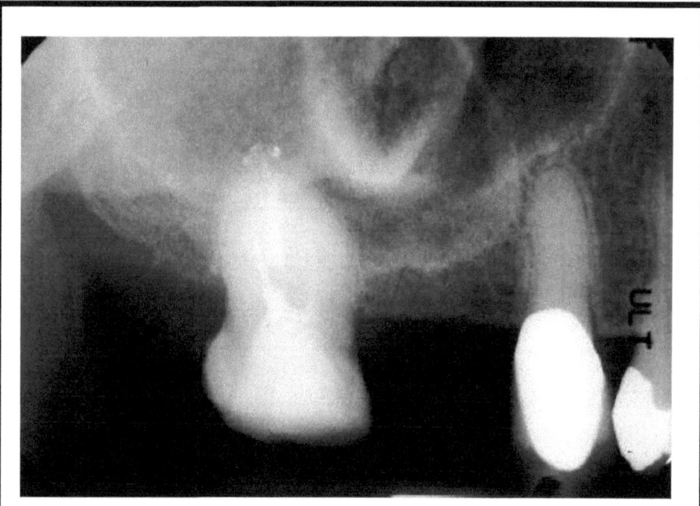

Fig. 7. Inadequate alveolar bone is present coronal to the floor of the sinus for implant placement in the site of the missing maxillary first molar.

Figura 27

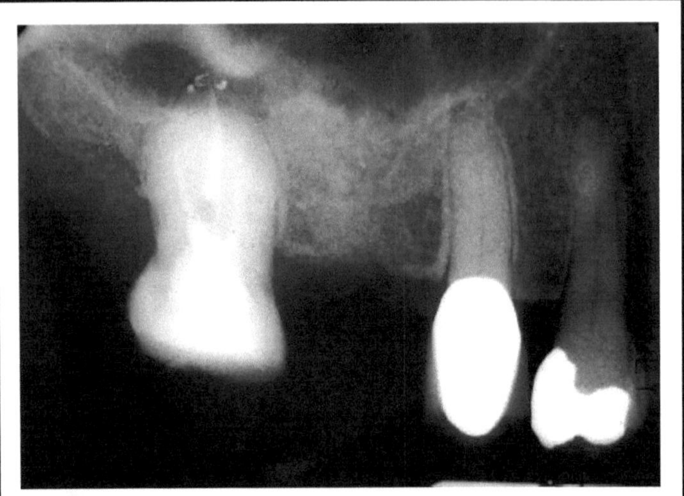

Fig. 8. After a modified trephine/osteotome sinus augmentation procedure and subsequent healing, adequate bone is now present for placement of an implant fixture in the position of the first missing molar.

Figura 28

A utilização de uma técnica combinada de trefina e osteótomo permite a implosão relativamente atraumática de um núcleo de osso alveolar autógeno de forma controlada e a deslocação apical do pavimento do seio, minimizando o risco de perfuração da membrana sinusal. Esta técnica oferece uma série de vantagens em relação ao procedimento tradicional de elevação do pavimento sinusal com osteótomo adicionado de osso.

TÉCNICA DO CATETER INSUFLÁVEL POR PENARROCHA DIAGO M, ET AL EM [2007]

A elevação transcrestal do seio maxilar utilizando a técnica do balão sinusal baseia-se no procedimento transcrestal com osteótomo descrito por Summers em 1994. A vantagem da técnica do balão é que pode ser utilizada na presença de 3 mm ou mais de osso residual. O estudo descreve a elevação do seio transcrestal utilizando a técnica do balão sinusal para a colocação de implantes em pacientes com atrofia do sector posterior do maxilar superior.[99,100]

PROCEDIMENTO CIRÚRGICO

A cirurgia é efectuada sob anestesia local. É levantado um retalho de espessura total e o leito é preparado com brocas e osteótomos trabalhados até 1 mm do pavimento do seio maxilar. Em seguida, é inserida uma ponta de osteótomo e são aplicadas pancadas suaves para permitir uma fratura controlada da camada cortical do seio.

Posteriormente, a integridade da membrana de Schneider é avaliada com um endoscópio inserido através do leito do implante. O balão de látex é adaptado a um cateter utilizado para insuflar o balão. Antes de o colocar no leito ósseo, o funcionamento correto do balão é verificado insuflando-o várias vezes.

O balão é introduzido no espaço subantral, efectuando insuflações progressivas, lentas e controladas com soro fisiológico. Este procedimento é repetido várias vezes, tendo o cuidado de nunca introduzir mais de 4 ml de cada vez. Durante a sequência de insuflação, o endoscópio é utilizado para verificar o estado da membrana.

A membrana do seio maxilar é descolada até à altura desejada e, em todos os casos, são colocados enxertos ósseos bovinos liofilizados e particulados, juntamente com as aparas de osso autólogo obtidas por perfuração. Os implantes dentários devem ser colocados no mesmo passo cirúrgico, na presença de 3 mm ou mais de osso residual da crista alveolar maxilar.

Nos casos em que os implantes não foram colocados no mesmo ato cirúrgico, aguardar três meses para permitir a consolidação do enxerto ósseo antes da colocação dos implantes. Após a cirurgia, os medicamentos prescritos a todos os pacientes foram amoxicilina - ácido clavulânico 875/125 mg de 8 em 8 horas durante 7 dias, ibuprofeno 600 mg de 8 em 8 horas durante 4 dias e bochechos de clorexidina a 0,12% três vezes por dia durante 7 dias.

A cirurgia de segundo passo é efectuada três meses após a colocação do implante, e a colocação da prótese, por sua vez, pode ser realizada um mês após a cirurgia de segundo passo.

RESULTADOS

O ganho médio em altura do osso após a operação é de 8,7 mm.

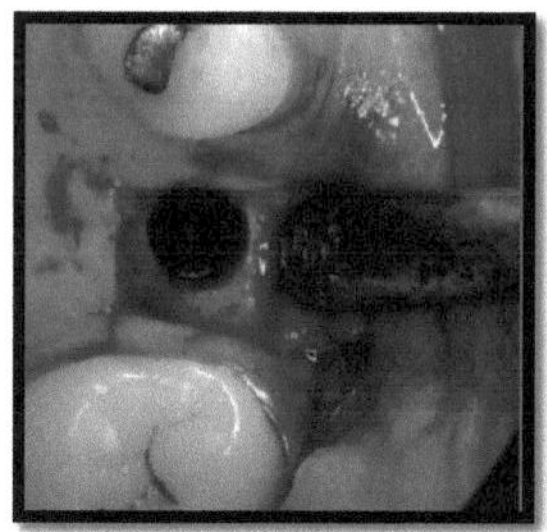

Figura 29

Elevação do retalho de espessura total e preparação do leito do implante com brocas e

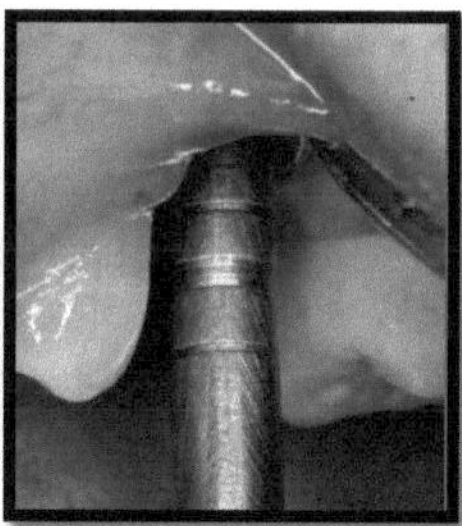

Figura 30

Fratura controlada do pavimento do seio maxilar com um osteótomo.

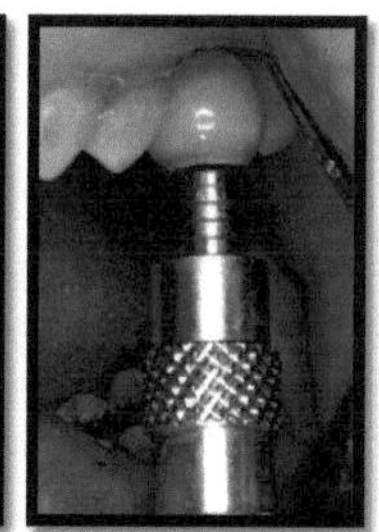

Figura 31

Inserção do balão sinusal para descolamento da membrana sinusal.

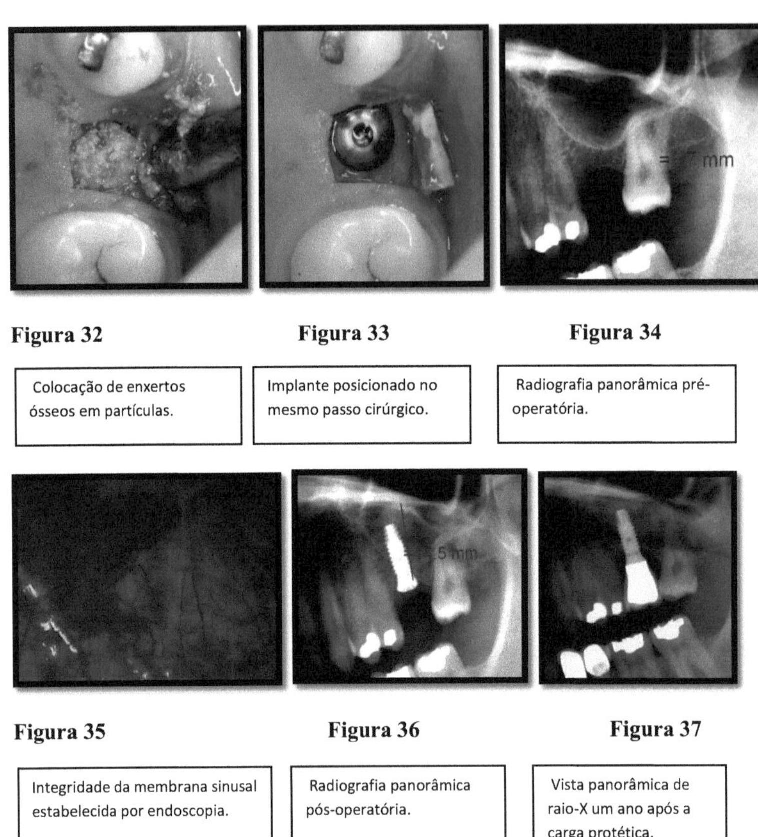

Figura 32 — Colocação de enxertos ósseos em partículas.

Figura 33 — Implante posicionado no mesmo passo cirúrgico.

Figura 34 — Radiografia panorâmica pré-operatória.

Figura 35 — Integridade da membrana sinusal estabelecida por endoscopia.

Figura 36 — Radiografia panorâmica pós-operatória.

Figura 37 — Vista panorâmica de raio-X um ano após a carga protética.

A vantagem da técnica do balão é que pode ser aplicada a cristas alveolares com 3 mm ou menos - em contraste com a técnica indireta clássica com osteótomos, em que a altura mínima aceitável da crista é de 6 mm. Isto deve-se ao facto de a elevação do seio maxilar com osteótomos permitir um ganho de altura de 3 ± 0,8 mm, enquanto a técnica do balão pode permitir elevações da membrana sinusal até 10 mm.

A elevação do seio transcrestal utilizando a técnica do balão sinusal é um procedimento minimamente invasivo e envolve poucas complicações intra-operatórias.

LEVANTAMENTO INDIRECTO DO SEIO MAXILAR REALIZADO COM A TÉCNICA "AUTOGENOUS CORE LIFT" EM COMBINAÇÃO COM MASSA ALOPLÁSTICA DE FOSFOSILICATO POR RONI KOLERMAN ET AL EM [2011]

Kolhatkar *et al.*[101] relataram uma taxa de sucesso de 97,0%-97,1% para o implante colocado na área de elevação do seio maxilar com uma abordagem crestal. Outra vantagem distinta que este procedimento proporciona é o "leito ósseo" autógeno abaixo do ápice do implante, o que assegura que existe osso vital à volta do implante em três lados à volta do implante. A adição de massa de fosfosilicato aloplástico assegura o preenchimento completo dos interstícios em redor do núcleo e da membrana sinusal. O material da massa óssea é osteocondutor e facilita a formação de novo osso à sua volta, incorporando-se no osso recém-formado. A massa de fosfosilicato aloplástico demonstrou formar um volume e conteúdo ósseo vital num período de 4 a 6 meses, com um tempo de cicatrização mais curto e uma boa compatibilidade tecidular[102]. Embora a perfuração da membrana seja uma possibilidade potencial com esta técnica, as vantagens superam de longe o potencial de complicações. Esta técnica elimina a necessidade de osteotomia convencional, preserva o osso e, em conjunto com a colocação simultânea de implantes, também reduz a duração do tratamento em comparação com os procedimentos convencionais de elevação indireta do seio maxilar.

PROCEDIMENTO CIRÚRGICO

São efectuadas medições radiográficas pré-operatórias para avaliar a altura do osso residual no local da futura colocação do implante. Em locais edêntulos, é utilizada uma incisão na crista. São efectuadas incisões de libertação vertical no tecido bucal para permitir o avanço do retalho. Um retalho de espessura total é elevado para obter acesso suficiente ao local. Utiliza-se então uma broca de trefina calibrada para criar um núcleo. É utilizada uma rolha de silicone para marcar a profundidade de entrada na trefina.

A trefina deve ser marcada para parar aproximadamente 0,5 mm antes do pavimento do seio. O núcleo da trefina deve ser, no mínimo, 2 mm inferior à largura bucopalatina, assegurando 1 mm de osso de cada lado. Para conseguir um bom contacto com a crista alveolar sem escorregar, a trefina é utilizada primeiro em sentido inverso para encaixar o osso e depois para a frente para continuar a perfuração. A velocidade máxima de corte pode ser de 1200-1500 rpm. Quando o núcleo da trefina estiver concluído, as paredes laterais ficam livres do osso, enquanto o núcleo permanece fixo ao pavimento do seio.

É selecionado um osteótomo calibrado, correspondente ao diâmetro da preparação da trefina. O osteótomo é utilizado com forças de maleabilização suaves para empurrar o núcleo até à profundidade necessária do local preparado. Se a tomografia computorizada de feixe cónico (CBCT) confirmar a existência de uma membrana Schneideriana espessa, tem sido referido que se pode malhar suavemente para além da área sobreposta. É selecionado um implante com um diâmetro ligeiramente superior ao do local da trepanação e é introduzido.

O implante deve ser um pouco mais largo para conseguir uma estabilidade primária inicial. Em seguida, é coberto com uma membrana de colagénio reabsorvível com tachas colocadas para estabilizar a mesma. Nos casos em que não é possível obter um fecho primário, utiliza-se um politetrafluoroetileno denso não reabsorvível.

(PTFE) pode ser utilizada. Uma vez estabilizada a membrana, os retalhos mucoperiósteos são recolocados e as suturas são colocadas para obter o encerramento primário. O período de cicatrização varia de 3 a 6 meses. Se não tiverem sido colocados implantes durante a cirurgia inicial, no momento da reentrada, a colocação do implante é efectuada por perfuração convencional. Recomenda-se a colocação de um implante cónico para aumentar a estabilidade, especialmente em áreas de densidade óssea reduzida.

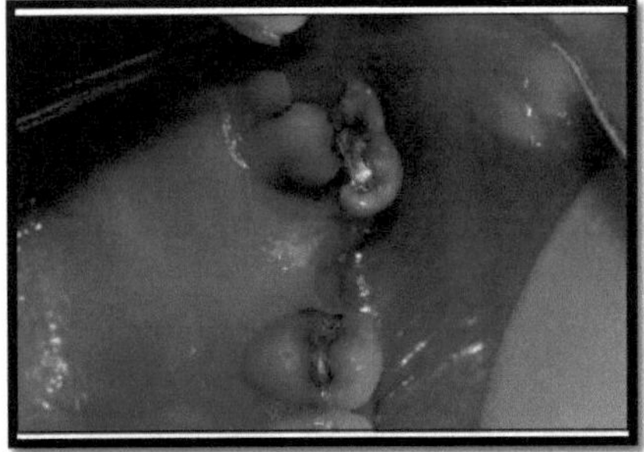

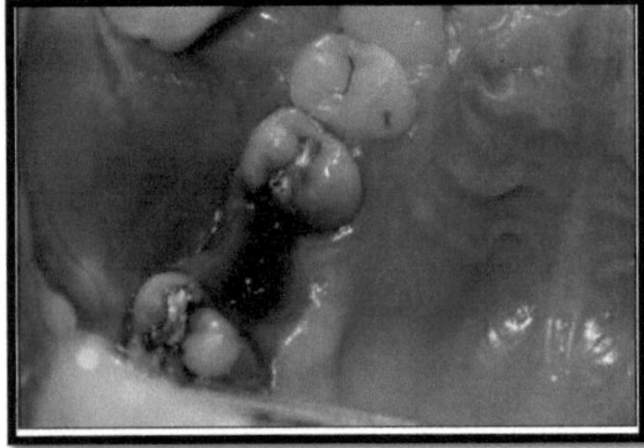

Figura 38 Figura 39

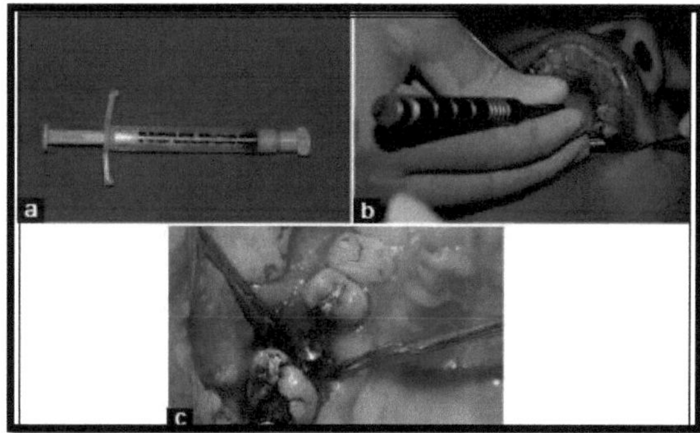

Figura 40

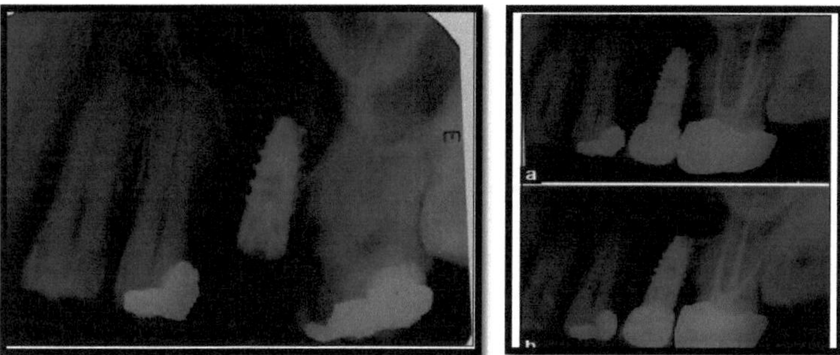

Figura 41 Figura 42

A técnica de elevação do núcleo autógeno em conjunto com massa aloplástica de fosfosilicato de cálcio e osteótomos permite elevações indirectas atraumáticas do seio maxilar, proporcionando assim um maior volume ósseo e estabilidade na maxila posterior para uma terapia previsível com implantes.[103]

A TÉCNICA DE ELEVAÇÃO DO BALÃO DA MEMBRANA ANTRAL (AMBE) POR SOLTAN EM [2012]

A técnica de elevação do balão da membrana antral (AMBE) eleva a membrana sinusal com um trauma mínimo e é particularmente útil em áreas de difícil acesso. É benéfica quando os dentes estão adjacentes à área edêntula que requer aumento. A técnica AMBE é realizada com uma incisão limitada, reflexão mínima do retalho mucoperiosteal e uma pequena janela. A membrana é elevada até à parede medial da cavidade sinusal, evitando uma dissecção acentuada à volta das raízes dos dentes adjacentes. Assim, a morbilidade, a perda de sangue, o tempo operatório, a dor pós-operatória e as complicações são reduzidas quando comparadas com o procedimento convencional.[104]

PROCEDIMENTO CIRÚRGICO

A anestesia local é obtida com infiltração dos tecidos bucais e palatinos. É efectuada uma incisão na crista, que se estende ao longo da área edêntula. Se a gengiva queratinizada anexada for estreita, a incisão é feita ligeiramente palatina à crista. No bordo anterior da incisão da crista, é utilizada uma incisão vertical, de base larga e relaxante. Esta deve ser inclinada para a frente e alargada até ao vestíbulo.

O retalho mucoperiosteal de espessura total resultante é elevado à volta dos dentes existentes e refletido superiormente, expondo assim o osso bucal para além da ligação mucogengival e evitando a tensão nos tecidos interdentários. A posição do seio maxilar é determinada na radiografia panográfica. Muitas vezes, o contorno do seio pode ser visto através do osso bucal fino como uma casca de ovo. Se a parede vestibular for demasiado espessa para permitir esta visão, a transiluminação do seio a partir do lado palatino ajuda a definir o contorno antral. É efectuada uma osteotomia do osso bucal através de irrigação abundante. Uma trefina de 5 mm ou um diamante redondo #8 servem bem para este efeito.

A membrana do seio deve ser preservada durante este primeiro passo essencial. A fenestração óssea resultante é suavemente pressionada para dentro, levando consigo a membrana subjacente. É necessária uma cureta de colher grande ou um elevador de Ereer afiado modificado para elevar a membrana do assoalho antral. Esta dissecção deve progredir até à parede medial do seio. Nesta altura, é utilizado um balão feito de material de látex. Antes de inserir o balão, este deve ser insuflado com 3 a 4 ml de solução salina estéril para verificar se há fugas. Em seguida, esvazia-se o balão e coloca-se contra o fundo do seio, a meio caminho entre as paredes lateral e medial.

O balão é insuflado suavemente com 2 a 4 ml de solução salina estéril e, à medida que se expande, a membrana é elevada. Esta técnica oferece uma garantia óptima de que o epitélio frágil será sujeito a um trauma mínimo. O procedimento neste ponto resulta num espaço antral limitado superiormente pela janela óssea vestibular reflectida e pela membrana, medialmente pela parede medial do seio, e anteroposteriormente pela membrana não reflectida e pelas raízes dos dentes adjacentes. O balão é então desinsuflado e removido.

Uma membrana de colagénio reabsorvível é embebida em plasma rico em plaquetas (PRP) e colocada sob a membrana sinusal elevada. O espaço criado pelo balão expandido é enxertado com uma combinação adequada de xenoenxerto ou aloenxerto, como Ortho Blast IT (Membrana Reguarde) ou C-Graft (Membrana Reguarde) misturado com PRP. O enxerto é depositado no vazio antral e condensado de forma solta. Não deve ser compactado em excesso devido a uma potencial lesão ou laceração da membrana e à limitação da tão necessária angiogénese.

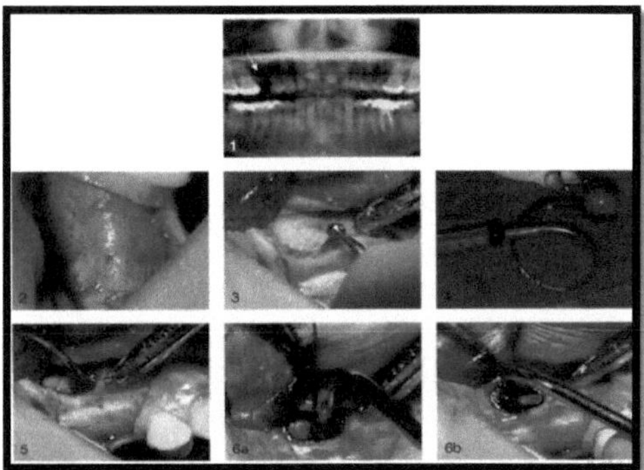

Figura 43

A compactação frouxa é continuada até que a parede lateral do seio esteja reconstruída. Uma segunda membrana regenerativa óssea guiada (Membrana Reguarde) é cortada, humedecida com PRP ou antibiótico aquoso, e colocada sobre a janela da parede lateral. O retalho mucoperiosteal é reposicionado e suturado.

Complicações

i. A membrana pode rasgar-se durante a preparação da osteotomia ou ao refletir a janela. Nestes casos, a membrana reabsorvível de colagénio colocada antes do enxerto pode ser utilizada para reparar o defeito.
ii. Se o balão for insuflado demasiado depressa ou se forem utilizados mais de 4 ml de líquido para o expandir, pode rebentar. Isto pode provocar a rutura do revestimento antral. Neste momento, a decisão deve ser tomada em função da necessidade de abortar a operação ou de reparar os danos com uma membrana regenerativa guiada.
iii. Dependendo do estado geral de saúde do doente, como em qualquer procedimento cirúrgico, é possível a ocorrência de infecções.
iv. Nestas circunstâncias, é mais frequente perder-se o enxerto. Por este motivo, o doente deve ser pré-medicado com 2 g de Augmentin ou 600 mg de Clindamicina 2 horas antes da cirurgia.
v. A cobertura antibiótica é mantida durante 5 a 7 dias. Outra complicação possível pode ser causada pela não exposição da parede medial do seio.
vi. Esta parede deve ser exposta porque a viabilidade do enxerto dependerá da sua relação íntima com o osso adjacente.
vii. A radiografia pós-operatória irá verificar se o espaço antral criado pelo balão está preenchido e devidamente condensado.

Vantagens da técnica ambe

1) A utilização do AMBF permite ao cirurgião elevar a membrana sinusal com um risco mínimo de laceração e com uma abordagem cirúrgica conservadora e poupadora de tecido.
2) Reduz a dor pós-operatória, a hemorragia, as possibilidades de infeção e os outros sintomas mórbidos frequentemente associados aos procedimentos de elevação do seio maxilar.
3) A técnica introduzida neste artigo é frequentemente concluída em 30 minutos.
4) É especialmente benéfico quando o acesso é difícil e quando os dentes adjacentes estão presentes junto à área edêntula.

Desvantagens da técnica ambe

1) Ao contrário de algumas das técnicas atualmente utilizadas, que são realizadas a partir de uma abordagem crestal, o AMBE requer uma fenestração bucal e uma incisão maior do que as outras operações alternativas.

TÉCNICA DE ELEVAÇÃO HIDRÁULICA DO SEIO MAXILAR POR ANDREASI ET AL EM [2013]

Atualmente, estão a ser utilizadas técnicas de elevação da crista que utilizam pressão hidráulica para a deslocação da membrana sinusal com metodologias alternativas. Os métodos propostos proporcionam um descolamento preliminar da membrana schneideriana através da injeção de um líquido seguido da sua expulsão ou aspiração espontânea, para depois passar à inserção do material de enxerto no espaço sub-schneideriano criado.[105]

Estes métodos são eficazes, mas implicam um prolongamento do procedimento operatório, uma vez que é concetualmente mais simples utilizar um material de enxerto em estado líquido que, quando injetado, eleva hidraulicamente a mucosa e preenche o espaço sub-eschneidiano[106].

Os instrumentos fabricados para o efeito são constituídos por três componentes:

a. Uma seringa de titânio equipada com um pistão de controlo micrométrico.
b. Um dispensador em aço cirúrgico roscado disponível em duas formas (cónica e cilíndrica) e quatro medidas (duas cilíndricas de ø 3,2 e 4,0 mm e duas cónicas de ø 2,8-4,0 e 3,5-4,6 mm).
c. Agulha.

As seringas de utilização única podem ser pré-carregadas com uma quantidade desejada de material de enxerto, que é representado por hidroxiapatite nanocristalina num meio aquoso, ou é possível utilizar diretamente a seringa que contém o material de enxerto.

A ponta semi-esférica do ML Injetor permite que este instrumento penetre apenas 3 mm no espaço sub-schneideriano sem danificar a mucosa sobrejacente, enquanto as aberturas laterais permitem uma distribuição uniforme do Ostim que, devido à sua consistência pastosa, forma uma cúpula precisamente em correspondência com o futuro local do implante.

A parte roscada do dispensador estende-se por um comprimento de 6 mm, o que torna a sua utilização indicada para cristas de espessura entre 3 e 6 mm, para garantir uma estabilidade suficiente da ferramenta durante a manobra de injeção. A escolha do tipo de dispensador utilizado é função do diâmetro e da forma do implante que será posicionado na extremidade da elevação. O método não pode, no entanto, ser associado à inserção simultânea do implante se o rebordo residual tiver uma espessura inferior a 4 mm.

Nesse caso, será realizada apenas a injeção do material e, após seis meses, após a consolidação do enxerto, ocorrerá a inserção do implante. Geralmente, o procedimento demora 5 minutos para injetar 1 ml de material, mas na maioria das situações operatórias que prevêem o tratamento de um único local, o volume injetado situa-se entre 0,5 e 0,7 ml.

O parafuso micrométrico pode ser ativado manualmente ou, se desejado, através de uma peça de mão contra-ângulo com uma velocidade de 20 rpm e recomenda-se um binário não superior a 45 Ncm. Depois de concluída a injeção, o Hydromab é desligado do dispensador e a elevação obtida é verificada através de uma radiografia antes de o retirar. Se a elevação não for considerada suficiente, pode ser implementada através da injeção de outro biomaterial com os mesmos meios já descritos.

Após a remoção do injetor ML, se a crista remanescente tiver uma altura superior a 4 mm, o implante pode ser inserido e possivelmente deverá ter um diâmetro 0,4-0,5 mm mais largo do que o do dispositivo de dosagem utilizado. No entanto, de forma compatível com as dimensões horizontais do rebordo ósseo residual, o túnel do implante pode ser corrigido, a critério do operador, com osteotomia ou fresagem, de modo a torná-lo mais adequado para aceitar o implante escolhido.

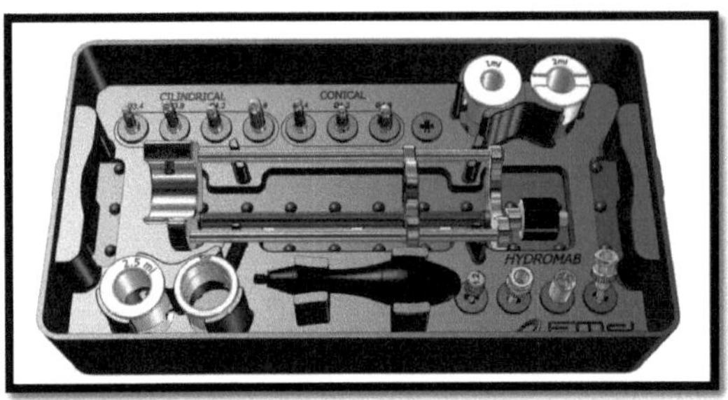

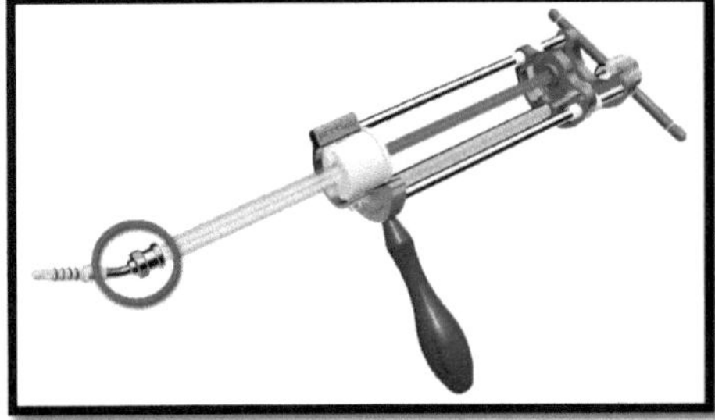

Figura 44 Figura 45

O kit Hydromab e o sistema Hydromab - seringa de biomaterial, agulha e injetor ML montados.

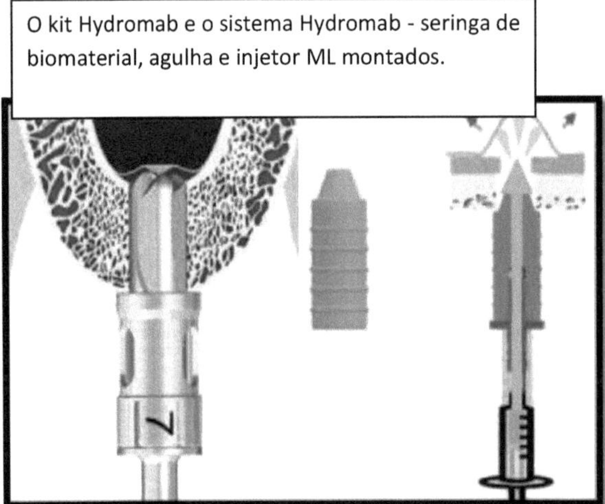

Figura 46

A técnica HySiLift permite o descolamento hidráulico da mucosa do seio maxilar e, ao mesmo tempo, o preenchimento do espaço sub-schneideriano com o material de enxerto.

AUMENTO DO SEIO TRANSALVEOLAR MINIMAMENTE INVASIVO POR KHER EM [2014]

(2014)[107] avaliaram uma técnica simplificada de elevação do seio transalveolar minimamente invasiva que utiliza massa de fosfosilicato de cálcio (CPS) para a elevação hidráulica da membrana sinusal. Nesta técnica, os SFEs transcrestais são realizados usando uma modificação da técnica de Summers. Os retalhos mucoperiosteais de espessura total são elevados para obter acesso à crista alveolar.

É iniciada uma osteotomia na crista do rebordo com uma broca piloto de 2,0 mm. A broca é parada 1 mm antes da altura estimada do pavimento do seio, após o que se obtém uma radiografia periapical para verificar a posição exacta da broca na proximidade do pavimento do seio. A osteotomia é então alargada utilizando a sequência de perfuração recomendada pelo fabricante do implante.

Uma pequena quantidade de aproximadamente 0,2 cm de massa CPS é aplicada na osteotomia através de um sistema de aplicação de cartucho de ponta estreita para atuar como almofada antes de bater no pavimento do seio, e um osteótomo côncavo de 3 mm com marcações de profundidade e um martelo são utilizados para fraturar cuidadosamente o pavimento do seio. Tem-se o cuidado de não empurrar o osteótomo para dentro da cavidade sinusal para evitar a perfuração inadvertida do revestimento do seio.

Após a fratura do pavimento do seio com um bastão verde, o substituto ósseo é injetado diretamente na cavidade do seio preparada através do sistema de entrega do cartucho. Assim que a ponta do cartucho se encaixa firmemente na osteotomia, permitindo que a pressão de inserção seja aplicada diretamente no bordo inferior fracturado do pavimento do seio, 0,5 cm de massa CPS é cuidadosamente injetado na osteotomia. A pressão hidrostática exercida pela massa resulta numa elevação atraumática do pavimento do seio. A massa CPS pode ser adicionada em incrementos até se observar uma elevação adequada da membrana Schneideriana nas radiografias intra-operatórias.

Posteriormente, é colocado um implante de tamanho adequado ao nível da crista óssea, utilizando uma chave de torque manual para melhorar a sensação tátil. Os implantes são inicialmente encaixados no osso nativo remanescente na crista do rebordo e, em seguida, são lentamente torcidos para encaixar na massa viscosa CPS no aspeto apical da osteotomia. Posteriormente, são colocados parafusos de cobertura e é efectuado o encerramento do retalho.

Os autores afirmam que o benefício mais significativo da utilização desta técnica é o facto de conseguir um ganho em altura óssea comparável ao obtido com a utilização da abordagem pela janela lateral, mantendo a vantagem da abordagem transalveolar menos invasiva. Também não é necessário adquirir equipamento especializado para aplicar pressão hidráulica para a elevação da membrana Schneideriana e, simultaneamente, colocar um volume adequado de material de enxerto no local para permitir a colocação dos implantes. A sua natureza atraumática, os tempos reduzidos na cadeira, a duração global reduzida do tratamento, o maior conforto do doente e o desperdício mínimo de enxerto são também benéficos.

As limitações da técnica proposta são a competência e a experiência do operador necessárias para o sucesso, e o mínimo de 3 mm de altura óssea disponível necessária para alcançar a estabilidade primária do implante.

A técnica minimamente invasiva de aumento do seio maxilar (MITSA) tem sido utilizada juntamente com a osseodensificação (OD), que é uma nova técnica biomecânica de preparação de osteotomia sem escavação desenvolvida por Huwais em 2013. A técnica OD gera uma camada de autoenxerto condensado que envolve o implante ao longo da superfície da osteotomia, o que a torna valiosa em contextos clínicos em que existe uma escassez anatómica de osso.

A lógica subjacente ao conceito de DO é que o osso autólogo compactado, imediatamente em contacto com um dispositivo endosteal, não só terá graus mais elevados de estabilidade primária devido ao bloqueio físico entre o osso e o dispositivo, como também facilitará a osteointegração devido à nucleação de osteoblastos no osso instrumentado na proximidade do implante.

A ossedensificação é efectuada utilizando brocas especialmente concebidas que ajudam a densificar o osso enquanto preparam uma osteotomia] Quando a broca especializada é utilizada a alta velocidade no sentido contrário ao dos ponteiros do relógio com irrigação externa constante (Modo de Densificação), é criado um tecido ósseo denso e compacto ao longo das paredes da osteotomia.

O movimento de bombeamento (movimento de entrada e saída) cria uma tensão dependente da taxa para produzir uma deformação dependente da taxa e permite que o bombeamento de solução salina pressurize suavemente as paredes ósseas. Esta combinação facilita o aumento da plasticidade e da expansão óssea. A eficácia desta nova técnica cirúrgica para aumentar a densidade óssea, a largura do rebordo e a estabilidade secundária do implante foi avaliada por Trisi *et al.* num estudo recente. Os investigadores inseriram 20 implantes na crista ilíaca de duas ovelhas. Nos lados esquerdos, utilizaram o protocolo de perfuração convencional (grupo de controlo), enquanto nos lados direitos, inseriram os implantes utilizando o método OD (grupo de teste). Foram efectuadas análises biomecânicas e histológicas após 2 meses.

Os autores relatam um aumento significativo da largura da crista e da percentagem de volume ósseo de aproximadamente 30% no grupo de teste em comparação com o grupo de controlo. Além disso, foram registados melhores valores de torque de remoção e micromovimento sob forças laterais no grupo de teste. O aumento da densidade óssea no grupo de teste foi particularmente evidente na região mais coronal do implante, onde as trabéculas ósseas ficaram mais espessas devido à incorporação de fragmentos de osso autógeno durante o processo de cicatrização. Concluiu-se que o procedimento OD é capaz de aumentar o volume ósseo à volta de implantes inseridos em osso de baixa densidade, o que pode levar a uma maior estabilidade do implante. No seu estudo, Lahen *et al.* examinaram o efeito da OD na estabilidade primária e na osteointegração precoce dos implantes.

Os seus resultados mostraram que a técnica de perfuração OD aumentou significativamente os valores de torque de inserção, que são considerados neste estudo como um método para medir a estabilidade primária do dispositivo. Após 6 semanas *in vivo*, os resultados histométricos sugerem que o desenho da broca do grupo experimental influenciou positivamente a osteointegração quando utilizada tanto no sentido dos ponteiros do relógio como no sentido contrário (OD).

Assim, concluíram que, independentemente do desenho do implante, a técnica de perfuração OD melhorou a estabilidade primária e o contacto osso-implante. Concluíram também que tal resulta da densificação dos resíduos de osso autólogo nas paredes ósseas.

A abordagem de conceção assistida por computador/construção assistida por computador (CAD/CAM) também tem sido utilizada para a elevação do seio maxilar. Pozzi e Moy descreveram um novo procedimento para a elevação do seio maxilar utilizando um planeamento guiado por computador e uma abordagem cirúrgica guiada através da utilização de uma férula cirúrgica gerada por CAD/CAM em combinação com osteótomos condensadores de expansão, assegurando assim uma técnica cirúrgica minimamente invasiva.

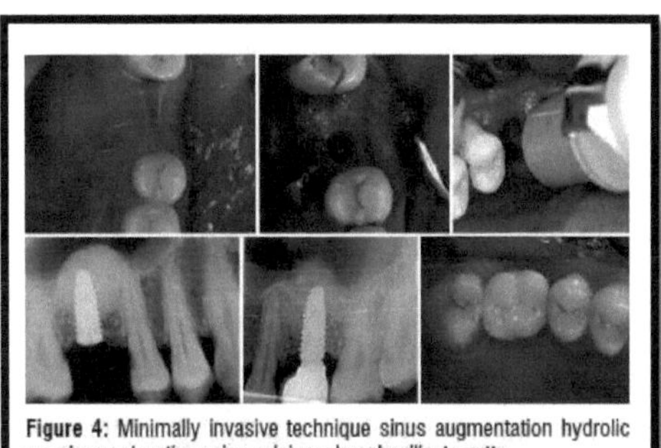

Figure 4: Minimally invasive technique sinus augmentation hydrolic membrane elevation using calcium phosphosilicate putty

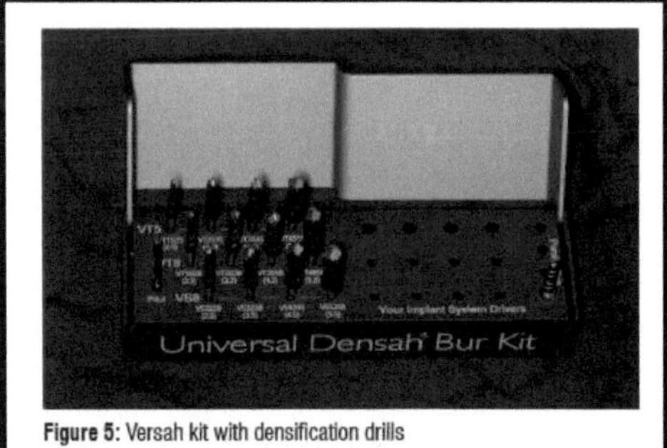

Figure 5: Versah kit with densification drills

Figura 47 Figura 48

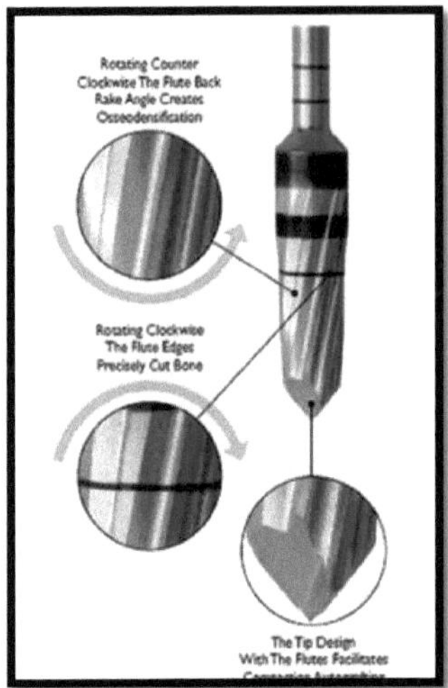

Figura 49

Uma vez que a região posterior do maxilar representa um desafio para a colocação de implantes, muita investigação tem-se concentrado no desenvolvimento de uma técnica previsível para o aumento do seio maxilar e a MITSA está atualmente a proporcionar aos dentistas uma boa elevação do seio maxilar e a colocação imediata de implantes. A maior parte do sucesso da colocação de implantes nesta região reside no planeamento do tratamento.

É de extrema importância que as avaliações pré-operatórias sejam efectuadas na perfeição e que seja decidida a técnica mais adequada para essa situação específica, de modo a melhorar o prognóstico desse tratamento. Como tudo o resto, este procedimento também tem de ter uma curva de aprendizagem, pela qual todos os implantodontistas em início de carreira terão de passar, mas uma vez resolvidas essas dificuldades e falhas iniciais, este é certamente um ótimo método para colocar implantes na maxila posterior.

ELEVAÇÃO TRANSCRESTAL MINIMAMENTE INVASIVA DO SEIO MAXILAR GUIADA (TGSL) POR POZZI E MOY EM [2014]

Trata-se de um novo procedimento com planeamento guiado por computador e uma abordagem cirúrgica guiada para elevar o seio maxilar.[108] A utilização de um modelo cirúrgico gerado por desenho/construção assistida por computador, em combinação com osteótomos condensadores expansores, torna esta técnica cirúrgica minimamente invasiva.

A partir de moldes encerados de diagnóstico, foram confeccionados modelos radiográficos em resina acrílica, representando os parâmetros funcionais e estéticos da prótese desejada. Foram colocados cerca de 10 marcadores radiopacos com 1,5 mm de diâmetro nas abas vestibulares e na abóbada palatina do molde, afastados das restaurações metálicas, de modo a evitar que os efeitos da dispersão metálica obstruíssem a visualização dos marcadores. Um índice de oclusão cêntrica feito de vinilpolissiloxano rígido é fabricado para estabilizar a férula radiográfica contra a dentição oposta durante a tomografia computorizada.

Os participantes obtiveram uma tomografia computadorizada utilizando a técnica de dupla digitalização: a primeira digitalização é feita do maxilar e com o modelo de planeamento colocado, enquanto a segunda digitalização é apenas do modelo radiográfico. Os dados de Digital Imaging and Communication in Medicine dos dois conjuntos de exames foram transferidos para um programa de planeamento de software tridimensional e as imagens foram sobrepostas umas às outras.

As posições e angulações do implante virtual tridimensional foram determinadas com base no perfil de emergência da prótese capturado na matriz radiográfica. A altura óssea disponível (aBH) é calculada no programa de planeamento de software tridimensional como a distância entre a crista óssea e o ponto mais inferior do pavimento do seio, medida no eixo longo do implante planeado

O comprimento de trabalho de cada broca é igual ao aBH menos 1,0 mm, de modo a evitar a penetração no antro sinusal. O comprimento definitivo do implante é determinado intra-operatoriamente através de uma radiografia periapical tirada com a técnica paralela e um suporte de radiografia personalizado, após o procedimento de enxerto transcrestal. Assim que o plano de tratamento é verificado e aprovado pelo médico, os dados são enviados digitalmente para uma estação de trabalho de produção central para o fabrico da férula cirúrgica gerada por estereolitografia, que regista as localizações planeadas do implante.

É fabricado um índice de oclusão cirúrgica para registar a dimensão vertical de oclusão entre a férula cirúrgica e a dentição oposta, para permitir o assentamento e posicionamento precisos da férula cirúrgica durante a cirurgia.

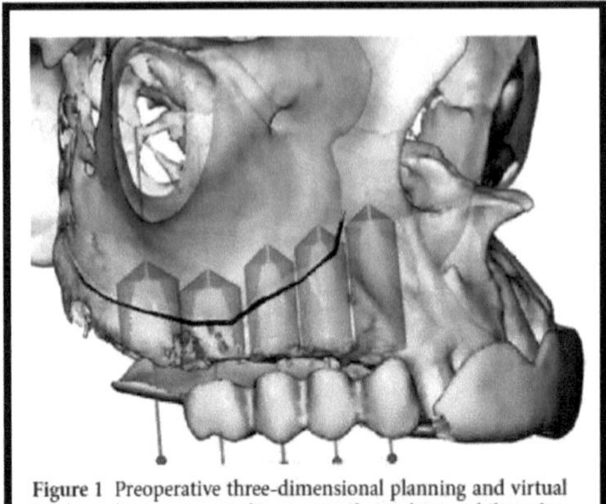
Figure 1 Preoperative three-dimensional planning and virtual implant placement according to prosthetic-driven philosophy.

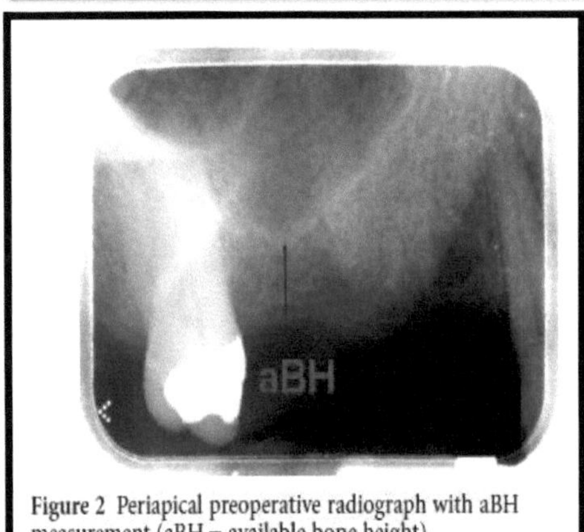

Figure 2 Periapical preoperative radiograph with aBH measurement (aBH = available bone height).

Figura 50 Figura 51

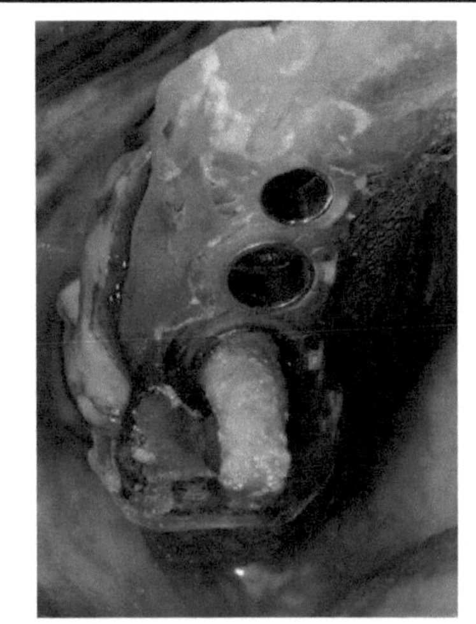

Figure 3 The grafting material reshaped as a root form and handled into each implant site throughout the sleeve of the surgical template.

Figura 52

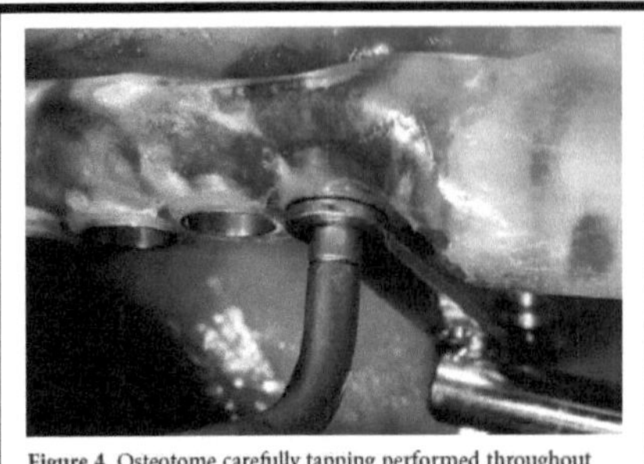
Figure 4 Osteotome carefully tapping performed throughout the sleeve of the surgical template.

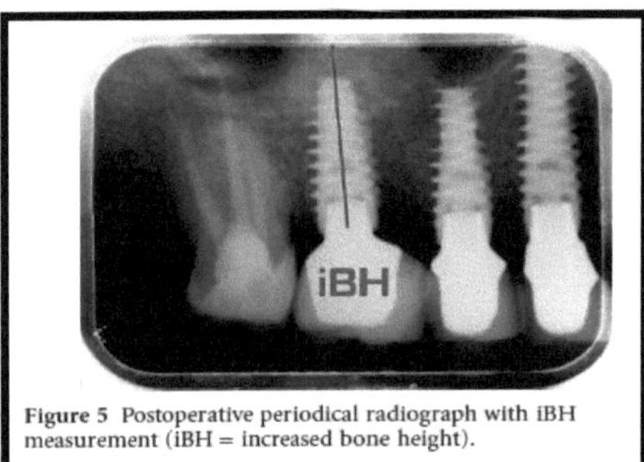

Figure 5 Postoperative periodical radiograph with iBH measurement (iBH = increased bone height).

Figura 53 Figura 54

A utilização da elevação do pavimento sinusal transcrestal guiada por computador, gerada por cad/cam e assistida por modelos, com colocação imediata de implantes e protocolos de carga, é um procedimento previsível. Dentro dos limites deste estudo de prova de conceito, os resultados podem alargar as indicações da abordagem transcrestal tradicional.

SISTEMA DE ELEVAÇÃO SINU POR PARTHASARADHI.T ET AL EM [2015]

A procura de um método alternativo para o aumento do seio maxilar levou à evolução do "The innovative implant technology (IIT) Sinu Lift System", um dos instrumentos minimamente invasivos de levantamento indireto do seio maxilar.[109] Esta técnica torna-se mais previsível se for utilizada em combinação com PRP e β-TCP, o que pode resultar num aumento da taxa de formação óssea e de aumento do seio maxilar.

O objetivo do estudo foi avaliar os resultados clínicos e radiológicos e a morbilidade pós-operatória de procedimentos de elevação do pavimento sinusal realizados com a técnica cirúrgica minimamente invasiva Sinu liftsystem, e β- TCP (Cerasorb M) em conjunto com PRP.

I. Kit do sistema Sinu Lift: O kit descartável do sistema de elevação do seio consiste numa broca de início do seio de 3,2 mm que perfura o caminho para a membrana do seio, que se desengata ao entrar em contacto com a membrana para evitar a rutura.
II. A cureta amarela de 3 mm é utilizada para separar suavemente a membrana do seio do osso.
III. A cureta azul de 4,2 mm é utilizada para uma elevação adicional.
IV. Também é composto por um embalador de ossos, uma pega multifunções para ajudar a rodar as rodas e proporcionar um alcance adicional.
V. A parte da frente do cabo, com a ponta pontiaguda, une-se aos orifícios da broca Sinu para proporcionar alavancagem durante a perfuração do osso com a broca Sinu, enquanto a parte de trás do cabo encaixa a cureta (ou) o embalador de ossos na extremidade aberta do cabo.

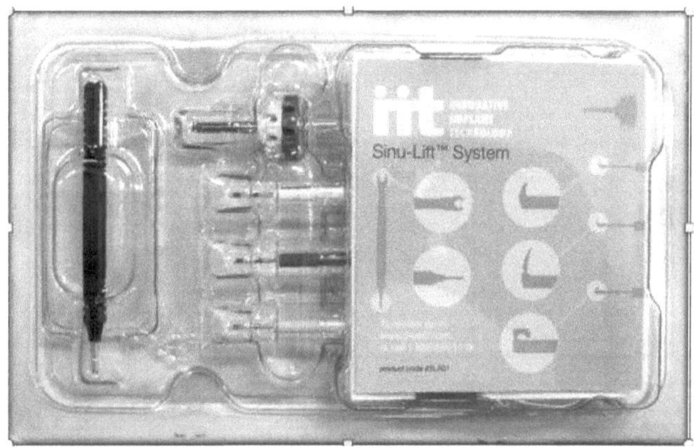

Figura 55

CIRÚRGICO

O aumento do seio maxilar é então efectuado de acordo com o protocolo cirúrgico. O bloqueio do nervo alveolar superior posterior e médio, juntamente com o bloqueio do nervo palatino maior, é administrado com lidocaína a 2% com adrenalina.

É efectuada uma incisão palatina na crista alveolar média e ligada a uma incisão sulcular nos dentes adjacentes. O retalho mucoperiosteal é elevado e a localização do implante no osso exposto, com o stent cirúrgico colocado, é marcada com a broca redonda. Uma broca helicoidal de 2 mm é avançada até 1-2 mm antes da membrana do seio maxilar e, sempre que necessário, é utilizado um medidor de profundidade para verificar a orientação e a profundidade do local de preparação através de RVG.

O local da osteotomia é ainda alargado com a broca Sinu start de 3,2 mm. A broca Sinu Drill é avançada na abertura preparada utilizando a roda branca até que a lâmina de corte seja empurrada para dentro da broca Sinu Drill. Isto engata a roda verde. Uma vez engatada, aplicando repetidamente o binário na roda verde no sentido dos ponteiros do relógio até 3/4 th de volta completa, seguido de 5 graus-10 graus no sentido contrário ao dos ponteiros do relógio, a broca Sinu é avançada até que a lâmina de corte atinja a membrana sinusal e é confirmada pela libertação da roda verde. Depois disso, a roda verde fica desengatada e roda livremente, rodando a roda branca no sentido contrário ao dos ponteiros do relógio, a broca Sinu é removida.

A membrana do seio nasal é elevada suavemente, começando por utilizar uma cureta de 3,0 mm, certificando-se de que a ponta da cureta está em contacto com o osso para evitar a rutura da membrana e, em seguida, procede-se a uma nova elevação com uma cureta de 4,2 mm com uma ponta flexível e guiada pelas "marcas coloridas" presentes na cureta até se obter a elevação desejada da membrana

O espaço é preenchido de forma incremental com β-TCP sintético de fase pura com 500-1000 µm misturado com PRP (obtido utilizando a técnica proposta por Marx RE e Garg AK e a coagulação do plasma rico em plaquetas é obtida adicionando 1 ml de Batroxobina e 1 ml de gluconato de cálcio a 10%, que é agitado num tubo estéril durante aproximadamente 30 segundos), com a ajuda de um empacotador de material de enxerto e o retalho mucoperiosteal é reposicionado e fechado utilizando suturas interrompidas simples (seda preta 3-0).

A radiografia pós-operatória é obtida após a colocação do enxerto para avaliar o local de aumento do seio. São prescritos antibióticos e analgésicos anti-inflamatórios.

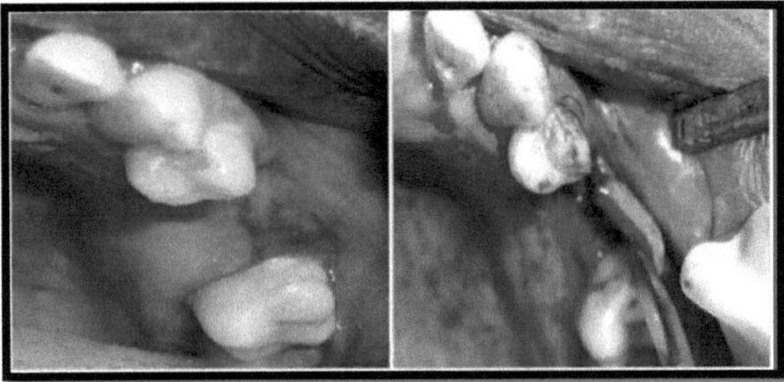

Figura 56

Vista pré-operatória e após a elevação do retalho mucoperioósteo

<u>RESULTADO</u>

A altura média do osso na área desejada para o aumento do seio foi de 4,40 mm, o que foi estatisticamente significativo.

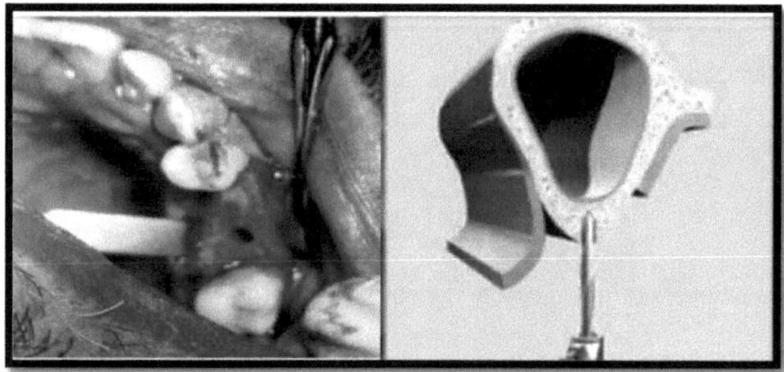

Figura 57

Osteotomia inicial preparada com broca helicoidal de 2 mm.

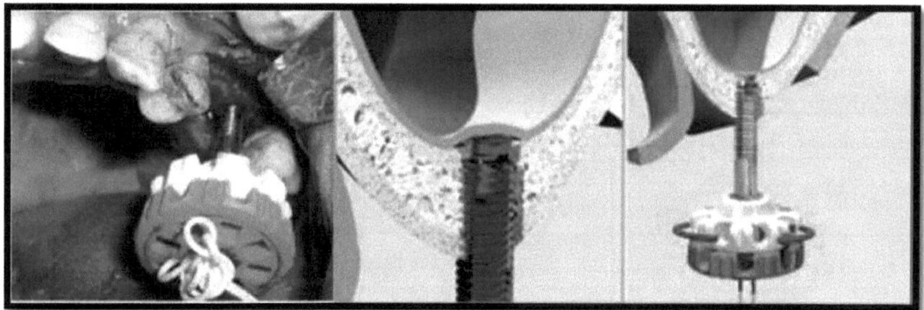

Figura 58

Advancing Sinu Drill em osteotomia preparada.

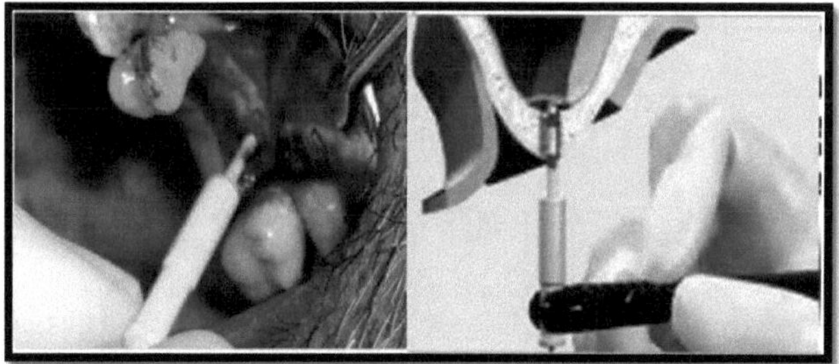

Figura 59

Separação da membrana do seio maxilar com uma cureta.

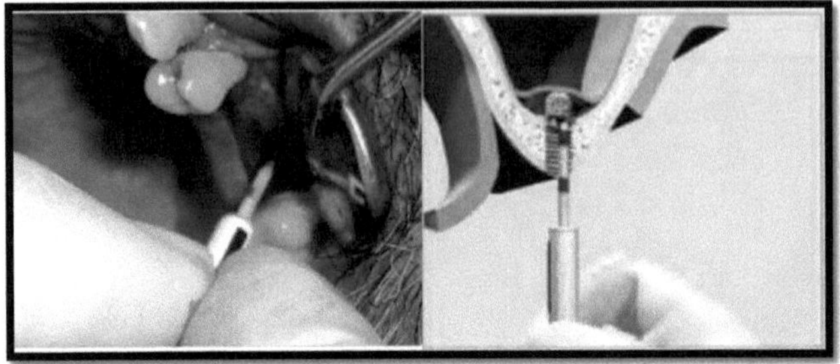

Figura 60

Utilização do Bone Packer para a condensação de enxertos de membrana.

É apropriado concluir que a elevação do fundo do seio utilizando o "sistema sinu-lift" é definitivamente uma ferramenta fiável para alcançar a elevação máxima do seio para aumento.

COMPARAÇÃO DO GANHO ÓSSEO NAS TÉCNICAS DE ELEVAÇÃO INDIRECTA E DIRECTA DO SEIO MAXILAR

	Direct Technique			Indirect Technique		
Study	Pre-operative bone height	Post-operative bone height	Bone gain	Pre-operative bone height	Post-operative bone height	Bone gain
Daniel and Rao(35)	2.91 ± 0.77 Median: 2.5	12.09 ± 0.83 Median: 12	9.5 mm	5.68 ± 0.87 Median: 6.0	12.09 ± 1.32 Median: 11.5	5.5 mm
Pal (25)	4.5 mm	13 mm	8.5 mm	7.39 mm	12mm	4.5 mm
SM Balaji (21)	3.94 ± 0.46	10.13 ± 0.94	6.19 mm	7.88 ± 1.1	13.22 ± 3.2	5.34 mm

INSTRUÇÕES E CUIDADOS GERAIS NO PÓS-OPERATÓRIO

As instruções pós-operatórias seguintes devem ser fornecidas ao doente, tanto verbalmente como por escrito.

1) Na primeira noite após a cirurgia, a cabeça deve ser elevada em 2 ou mais almofadas, dieta líquida durante 2 dias e depois dieta mole durante 2 semanas. Pode ocorrer algum sangramento nasal durante o primeiro dia.
2) Medicamentos - Amoxicilina com clavulanato de potássio 625 mg BID durante 10 dias; ibuprofeno 600 mg e acetaminofeno 500 mg QID durante 3 dias; spray oximetazolinenasal durante 7 dias; clorexidina 1,2% oral 30 cc BID durante 14 dias.

3) Evitar mastigar a partir do local da cirurgia, assoar o nariz durante 2 semanas, fumar, soprar balões, chupar líquidos com palhinha, voar em aviões pressurizados ou fazer mergulho, beber bebidas gaseificadas (mínimo de 3 dias), levantar pesos e tocar instrumentos musicais que exijam sopro. As acções que criam pressão negativa (assoar o nariz ou chupar através de uma palhinha) devem ser evitadas pelo doente durante a primeira semana após a cirurgia.
4) Se o doente espirrar, deve manter a boca aberta, para que a pressão não seja exercida dentro do seio.
5) Inchaço - algumas nódoas negras, inchaço facial esperado por baixo do olho. Aplicar compressas de gelo sobre o rosto; 10 min de cada vez e 10 min de cada vez.

VANTAGENS

a. Procedimento cirúrgico minimamente invasivo.
b. A osteotomia é mínima, com 1-3 mm de profundidade e largura.
c. A instrumentação mínima com enxerto fechado permite uma técnica estéril.
d. A simplicidade do procedimento requer menos tempo e conhecimentos.

DESVANTAGENS

a. Recomenda-se a colocação imediata do implante após 3 meses.
b. Como o seio não é exposto, é um procedimento cego.
c. Maior probabilidade de ocorrência de erros.

COMPLICAÇÕES ASSOCIADAS AOS PROCEDIMENTOS DE ELEVAÇÃO DO SEIO MAXILAR

a. Levantamento fechado do seio maxilar (técnica de osteótomo) Perfuração da membrana schneideriana
b. Posicional paroxística benigna
c. vertigem
d. Deslocação do implante

COMPLICAÇÕES E SUA GESTÃO

A perfuração da membrana sinusal é a complicação intra-operatória mais comum, que ocorre em 7%-35% dos procedimentos de aumento do seio. Os factores que afectam a perfuração da membrana sinusal durante a osteotomia incluem a instrumentação vigorosa durante a elevação e a espessura da membrana sinusal. A perfuração da membrana sinusal aumenta as taxas de sinusite pós-operatória e de falência do enxerto.

Vlassis e Fugazzotto propuseram um sistema de classificação para a elevação e o tratamento. Se uma membrana for perfurada ao criar o contorno da janela lateral, a osteotomia é prolongada vários milímetros para além da janela original para restabelecer o contacto com a membrana intacta.

Se a perfuração da membrana ocorrer durante a elevação da membrana sinusal e for um pequeno defeito de <2 mm, pode ser deixada a cicatrizar por si própria, mas se a perfuração for superior a 2 mm, a abertura pode ser remendada com um pedaço de barreira de colagénio reabsorvível hidratado suficientemente grande para cobrir a laceração em vários milímetros.

Pode ocorrer hemorragia durante a realização de uma osteotomia. A hemorragia da membrana do seio pode ser controlada colocando gaze embebida em solução anestésica contendo epinefrina 1:80.000 diretamente sobre a membrana. A hemorragia do osso requer a aplicação de pressão direta com uma pinça de artéria, ou pode ser tratada com uma unidade de cauterização. Outro método para conter uma hemorragia arterial intra-óssea consiste em deslocar a membrana e comprimir o osso com uma pinça hemostática, esmagando assim o osso e obstruindo o vaso sanguíneo sangrante. A deslocação do implante para o seio pode ocorrer vários dias após a implantação, na cirurgia de ligação do pilar ou anos mais tarde.

Isto pode dever-se ao posicionamento do implante numa posição apical desnecessária, a uma pressão excessiva durante a colocação ou ao alargamento do rebordo devido a uma perfuração excessiva. Assim, o planeamento cuidadoso do tratamento, a seleção do paciente e a técnica adequada de aumento do seio são essenciais para minimizar o risco de deslocação do implante para o seio maxilar. Quando a deslocação é diagnosticada e localizada na tomografia computorizada/ortopantomografia, o implante deve ser removido o mais rapidamente possível.

ESTUDOS CLÍNICOS

1. **Summers RB** descreveu uma nova metodologia para o aumento do osso no pavimento do seio maxilar que é menos invasiva do que as técnicas anteriores. Este procedimento é designado por técnica de osteótomo. São descritas duas aplicações diferentes da técnica do osteótomo. Primeiro, é criado um local de implante numa localização que anteriormente tinha osso inadequado para a fixação imediata de um implante. Num segundo passo cirúrgico, é efectuado um aumento adicional do osso quando o implante é inserido. Os autores fornecem pormenores, desde o defeito original do rebordo com 1 a 2 mm de osso sob o seio baixo até à restauração estética final da coroa num implante de parafuso hexagonal externo de 5 x 13 mm suportado pelo osso recém-gerado.[110]
2. **Soltan M, Smiler DG** estudaram que a elevação do balão da membrana antral (AMBE) é um método minimamente invasivo de elevação do seio maxilar. A técnica é realizada com uma incisão limitada, uma reflecção mínima do retalho e uma pequena janela. Assim, reduzem-se as complicações como a morbilidade, a perda de sangue, o tempo e a dor. A técnica AMBE eleva a membrana sinusal até 10 mm, para avaliar a eficácia da técnica do balão sinusal através da elevação transcrestal do assoalho do seio maxilar. O presente estudo foi realizado em 12 pacientes com idades compreendidas entre os 16 e os 45 anos, com altura óssea limitada abaixo do pavimento do seio maxilar, divididos em dois grupos. Os pacientes do Grupo A receberam implantes dentários após a elevação do seio maxilar utilizando a técnica de balão. No Grupo B, os pacientes receberam implantes dentários após elevação transcrestal do seio maxilar com Osteotomes. A densidade óssea e a altura do osso foram medidas por tomografia computorizada de feixe cónico (CBCT). O exame radiográfico mostrou que a altura

média elevada após 6 meses no grupo A era de 11,72±2,16 mm, enquanto no grupo B era de 8,05±1,90 mm. O estudo concluiu que a técnica do balão e a técnica do osteótomo são métodos bem sucedidos para a elevação da membrana sinusal com resultados clínicos e radiográficos superiores à técnica do balão.[125]

3. **Sotirakis EG, Gonshor A** descreveram um novo método que utiliza pressão hidráulica para elevar o pavimento antral para enxerto ósseo entre o pavimento do seio e a membrana schneideriana antes da colocação de implantes endo-ósseo-osseointegrados. O método foi modelado primeiro experimentalmente em ovos de galinha, actuando como um seio substituto, e depois em preparações de cadáveres humanos. São também apresentados vários relatos de casos clínicos. Esta técnica combina com sucesso as vantagens da abordagem da janela de Caldwell-Luc, que permite a colocação de um elevado volume de enxerto ósseo, e a simplicidade da técnica do osteótomo através da crista do rebordo alveolar.[137]

4. **Kfir E, Kfir V, Eliav E, Kaluski E** avaliaram a viabilidade e segurança da elevação minimamente invasiva da membrana antral com balão (MIAMBE), seguida de aumento ósseo e fixação de implantes. Trinta e seis pacientes consecutivos encaminhados para aumento do osso maxilar posterior foram submetidos a exposição da crista alveolar e osteotomia do implante seguida de MIAMBE (>10 mm). Foram injectadas partículas de fibrina e osso sob a membrana antral, os implantes foram colocados nas osteotomias e o encerramento primário foi executado na mesma sessão. Todos os 36 pacientes concluíram o procedimento com sucesso, sem complicações ou desconforto significativos. O tempo de procedimento foi de 48 ± 15 minutos. A altura óssea incremental excedeu consistentemente os 8 mm, e foi observada uma sobrevivência do implante de 97% aos 6 a 8 meses. O MIAMBE resultou num elevado sucesso do procedimento e em taxas satisfatórias de sobrevivência e complicações dos implantes de aumento ósseo. Por ser minimamente invasivo, este procedimento pode ser uma alternativa aos métodos cirúrgicos atualmente utilizados.[132]

5. **Toffler M, Toscana N, Holtzclaw D** avaliaram o sucesso da elevação do pavimento sinusal mediada por osteótomo (OMSFE) utilizando osso autógeno e xenogénico e uma variedade de implantes do tipo parafuso. De agosto de 1995 a fevereiro de 2003, foram realizados 276 procedimentos OMSFE com colocação simultânea de implantes em 167 pacientes. A altura média do osso residual (RBH) do rebordo alveolar foi de 7,1 mm (variação de 3 a 10 mm). O aumento médio da altura dos locais dos implantes utilizando técnicas de osteótomo foi de 3,8 mm (variação de 2 a 7 mm). Dos 276 implantes colocados, 240 tinham sido carregados durante uma média de 27,9 meses (intervalo de 1 a 84 meses). Registou-se um total de 18 falhas: Dez implantes falharam a integração, 3 implantes foram perdidos nos primeiros 18 meses de carga, 1 implante fracturou após 3 anos em função e 4 implantes demonstraram uma perda óssea excessiva. A taxa de sobrevivência global foi de 93,5%. Quando apenas foram considerados os locais com uma RBH de 4 mm ou menos, a taxa de sobrevivência desceu para 73,3%. Foram

avaliados clinicamente pequenos rasgões na membrana Schneideriana em 13 locais, para uma taxa de perfuração detetável de 4,7%. O principal fator determinante na sobrevivência dos implantes com procedimentos OMSFE foi a altura do rebordo alveolar residual. O desenho do implante, o material do enxerto e o método de fratura do pavimento sinusal (direto ou com amortecimento ósseo) exerceram uma influência mínima no resultado da sobrevivência; no entanto, factores como o edentulismo, a osteoporose e uma prótese sobredentada demonstraram influenciar negativamente a sobrevivência pós-carga dos implantes colocados em áreas de RBH limitada. O estudo concluiu que os procedimentos OMSFE podem ser utilizados de forma previsível para a colocação de implantes em locais com deficiências verticais moderadas no maxilar posterior.[114]

6. **Jank S, Kurrek A, Wainwright M, Bek VE, Troedhan A** avaliaram o comprimento de rutura da membrana sinusal após a aplicação de um defeito definido de 1,2 mm, comparando 3 técnicas diferentes: Elevação de Summers, técnica assistida por balão (BASL) e elevação cavitacional ultra-sónica hidrodinâmica do seio maxilar (HUCSL). Foram investigadas 30 cabeças de ovelhas frescas (60 seios maxilares). A membrana do seio maxilar foi rompida com uma broca piloto de 1,2 mm. Em seguida, foi efectuada a elevação de Summers, BASL e HUCSL em 20 seios, criando uma elevação vertical de 5 mm da membrana sinusal. O comprimento da membrana sinusal rompida foi medido antes e depois da experiência. Os resultados das diferentes técnicas de elevação dos seios paranasais foram comparados por meio de testes t. O teste t mostrou que a elevação de Summers conduz a um comprimento de rutura significativamente mais elevado (P .05) do que a BASL. A comparação entre a elevação de verão e a HUCSL mostrou um comprimento de rutura significativamente maior com a elevação de verão (P .005). A mesma significância (P .005) foi encontrada quando o BASL foi comparado com o HUCSL. Comparando o aumento do comprimento de rutura da membrana sinusal durante a experiência, o teste t mostrou uma rutura significativamente maior utilizando BASL ou o elevador de Summers em comparação com HUCSL. A técnica mostra, portanto, o menor risco de uma rutura crescente da membrana sinusal no caso de uma punção iatrogénica durante a preparação da abordagem transcrestal.[116]

7. **Freiha C, Kassir AR, Ghosn N, Mokbel N, Naaman N, Dagher M** determinaram a eficácia da elevação do seio maxilar por trefina/osteótomo modificada com implantação de implantes. Utilizando o método de elevação do seio maxilar com trefina/osteótomo modificado, foram colocados vinte e um implantes em locais pré-molares e molares com 3‰¤ RH ‰¤6mm. Os implantes foram avaliados clínica e radiograficamente no início (T1), 3 (T3) e 8 (T8) meses. Aos oito meses, a sobrevivência dos implantes foi de 100%. O crescimento ósseo volumétrico sub-antral foi de 20,34% de T1 a T8. vestibular 2,1 ± 1,1 mm; palatino 2,0 ± 1,4 mm; mesialmente 2,5 ± 1,6 mm; distalmente 1,5 ± 1,5 mm. Utilizando a CBCT, o aumento ósseo linear médio foi determinado como sendo de 2,0 ± 1,1 mm. O quociente de estabilidade do implante (ISQ) não se alterou

estatisticamente entre T1 e T3, medindo 66,378±7,931 e 67,921±14,369, respetivamente. O crescimento ósseo vestibular, palatino e mesial foi positivamente relacionado com a altura residual. De acordo com o estudo, uma abordagem de trefina/osteótomo modificada pode produzir um crescimento ósseo subantral suficiente com uma boa taxa de sobrevivência do implante e uma morbilidade pós-operatória mínima.[120]

8. **Lie SA, Leung CA, Claessen RM, Merten HA, Kessler PA** avaliaram as possíveis intercorrências durante a elevação do assoalho do seio maxilar empregando a técnica de Summers, além de verificar a taxa de sobrevivência dos implantes após 10 anos. Seis pacientes (12 seios paranasais) foram incluídos neste estudo. Os procedimentos foram realizados pelo mesmo cirurgião, sob anestesia local. Todos os participantes foram submetidos a levantamento de seio e colocação de implantes em apenas um procedimento, como previamente planejado, através de análise endoscópica. Todos os casos receberam enxerto ósseo bovino antes da colocação do implante. Após 10 anos, os pacientes foram chamados para acompanhamento. Foram detectadas duas intercorrências (16,66%) pelo endoscópio, uma rutura simples e outra perfuração com vazamento do enxerto dentro do seio. Ambas foram revertidas e corrigidas imediatamente. Houve uma perda de implante (8,33%), porém este paciente não sofreu intercorrências no trans-operatório, e a membrana estava elevada a menos de 5 mm. A taxa de sobrevivência alcançada foi de 91,66%. A técnica do osteótomo constitui um método fiável com uma longevidade de 10 anos apresentando uma elevada taxa de sobrevivência do implante, sugerindo uma elevação até 5,5 mm em pacientes saudáveis. As ocorrências no trans-operatório só foram detectadas pela análise endoscópica que deve ser estimulada para garantir uma visibilidade mais segura. Assim, o estudo concluiu que a associação da técnica atraumática e endoscópica foi difícil, aumentou os custos, limitando o uso rotineiro.[111]
9. **Pjetursson BE, Lang NP** analisaram a sobrevivência e as taxas de sucesso dos implantes instalados utilizando a técnica de osteótomo (transalveolar), para comparar os parâmetros dos tecidos moles peri-implantares e os níveis ósseos marginais dos implantes instalados com osteótomo com os implantes colocados utilizando procedimentos cirúrgicos padrão e para avaliar os resultados centrados no paciente. Entre 2000 e 2005, foram colocados 252 implantes dentários Straumanns em 181 pacientes. A técnica cirúrgica foi uma modificação da técnica original de osteótomo apresentada por Summers. Para além do exame clínico, foi pedido aos pacientes que dessem a sua perceção do procedimento cirúrgico, utilizando uma escala visual analógica. A taxa de sobrevivência cumulativa dos implantes instalados com osteótomo, após um período médio de seguimento de 3,2 anos, foi de 97,4% (intervalos de confiança de 95%: 94,4-98,8%). Dos 252 implantes colocados, três foram perdidos antes da carga e outros três foram perdidos no primeiro e no segundo ano. De acordo com a altura óssea residual, a sobrevivência foi de 91,3% para locais de implantes com 4 mm de altura óssea residual, e de 90% para locais com 4 mm e 5 mm, quando comparada com a de 100% em locais com altura óssea superior a 5 mm. De acordo com o comprimento do implante, as taxas de sobrevivência foram de 100% para implantes

de 12 mm, 98,7% para 10 mm, 98,7% para 8 mm e apenas 47,6% para implantes de 6 mm. Os parâmetros dos tecidos moles (profundidade de sondagem da bolsa, nível de fixação à sondagem, hemorragia à sondagem e níveis ósseos marginais) não revelaram quaisquer diferenças entre os implantes instalados com osteótomo e os implantes colocados convencionalmente. Mais de 90% dos pacientes estavam satisfeitos com a terapia com implantes e submeter-se-iam novamente a uma terapia semelhante, se necessário. O custo associado à terapia com implantes foi considerado justificado. O estudo concluiu que a técnica do osteótomo era um método fiável para a inserção de implantes na maxila posterior, especialmente em locais com 5 mm ou mais de altura óssea residual pré-operatória e um pavimento sinusal relativamente plano.[112]

10. **He L, Chang X, Liu Y** avaliaram os resultados clínicos após a técnica de osteótomo para levantar o pavimento do seio, sem materiais de enxerto na altura do osso residual (RBH), abaixo de 8 mm. Vinte e dois pacientes com idades compreendidas entre os 19 e os 70 anos, com necessidade de aumento do pavimento do seio maxilar, foram incluídos neste estudo. Foram efectuadas tomografias computorizadas (TCFC) pré-operatórias e pós-operatórias para guiar a cirurgia. Vinte e sete implantes foram inseridos e acompanhados clinicamente, outro exame de TCFC foi realizado aos 6 meses de pós-operatório. O diâmetro dos implantes era de 4,7 mm (DP 0,4 mm), o comprimento era de 10 mm (DP 1,0 mm). A altura média do osso residual era de 6,7 mm (DP 1,2 mm). Não se registou qualquer perda de implantes após a cirurgia e nos 2 anos de acompanhamento. Não se registou qualquer perda óssea marginal óbvia durante os 6 meses de acompanhamento, verificada por CBCT. O ganho ósseo médio nos locais dos implantes foi de 2,5 mm (SD 1,5 mm). O estudo verificou o resultado clínico bom e estável da técnica OSFE sem a utilização de materiais de enxerto ósseo quando a RBH era de apenas 4,1-8 mm.[113]
11. **Pérez-Martínez S, Martorell-Calatayud L, Peñarrocha-Oltra D, García-Mira B, Peñarrocha-Diago M** realizaram uma revisão sistemática da literatura e uma meta-análise da elevação indireta do seio maxilar sem a utilização de material de enxerto ósseo. Foi efectuada uma pesquisa na PubMed de janeiro de 2005 a janeiro de 2012. Os critérios de inclusão foram: técnica de elevação do seio maxilar com osteótomos com um período mínimo de acompanhamento de 5 meses após a cirurgia sem material de enxerto ósseo. Foram incluídos 11 artigos. O ganho médio na altura residual da crista óssea após a elevação do seio maxilar sem material de enxerto ósseo foi de 3,43 mm ± 0,09 (2,5 mm - 4,4 mm). A taxa de sobrevivência variou entre 94% e 100%. O estudo concluiu que a colocação de implantes com elevação do seio maxilar sem material de enxerto ósseo é uma técnica cirúrgica válida para ganhar altura residual da crista e colocou implantes num maxilar posterior atrófico com uma altura da crista de 5 a 9 mm.[115]
12. **Abdulla NS, Elsheikh S, ElAshwah A** avaliaram o procedimento minimamente invasivo de elevação hidrodinâmica piezoeléctrica do seio maxilar realizado com ou sem enxerto ósseo e inserção simultânea de implantes e os resultados clínicos afectados. Foram selecionados 30 seios maxilares para cumprir um conjunto de critérios de inclusão e exclusão (pacientes com molares ou pré-molares em falta). Um mecanismo

informático separou aleatoriamente os participantes em três grupos. Em todos os locais cirúrgicos, foi utilizada a tomografia computorizada de feixe cónico (CBCT) para avaliar a altura óssea residual presente entre a crista do osso alveolar e o pavimento do seio, bem como a largura óssea necessária para o tamanho e colocação adequados do implante. Todos os grupos tinham um retalho mucoperiosteal transcrestal elevado. Ambos os grupos de estudo A e B foram submetidos a cirurgias de elevação do seio maxilar com e sem enxertos ósseos, bem como à instalação simultânea de implantes com um elevador piezoelétrico hidrodinâmico. No grupo de controlo C, foi realizada uma cirurgia de elevação do pavimento sinusal e a colocação de implantes em simultâneo. Em cada grupo, a altura do osso obtida após o aumento do seio maxilar foi medida utilizando (CBCT). O estudo concluiu que o elevador de seio piezoelétrico revelou uma boa diferença significativa $p<0,05$ * na altura óssea obtida após a elevação da membrana Schneideriana com complicações pós-operatórias mínimas relativas a dor, edema e perfuração da membrana em comparação com os osteótomos convencionais. Os conflitos entre os dois grupos de estudo e o outro grupo de controlo foram confirmados como sendo estatisticamente significativos.[117]

13. **Troedhan A, Kurrek A, Wainwright M, Jank S** investigaram o comportamento de descolamento e a integridade histológica do periósteo descolado após a aplicação do elevador de seio cavitacional ultrassónico hidrodinâmico transcrestal (tHUCSL-INTRALIFT). Um total de 15 seios nasais em 8 cabeças de cadáveres humanos frescos foram tratados com tHUCSL- INTRALIFT. Após a cirurgia, foram verificados macroscopicamente quanto a danos na membrana do seio e depois processados para inspeção histológica sob microscopia ótica. Um total de 150 espécimes histológicos, selecionados aleatoriamente dos sítios cirúrgicos centrais, foram investigados com coloração de hematoxilina-eosina (HE), Azan e tricrômico. Nenhuma das 150 amostras inspeccionadas apresentava qualquer perfuração ou dissecção do periósteo do tecido conjuntivo subepitelial e do epitélio respiratório e estavam totalmente destacadas do pavimento do antro ósseo. As fibras de Sharpey de ligação revelaram-se claramente separadas do assoalho do seio em todos os espécimes. Os resultados do presente estudo sugerem que o HUCSL-INTRALIFT deve ser utilizado para efetuar um descolamento previsível e seguro do periósteo do pavimento do seio ósseo como um pré-requisito para uma regeneração óssea subantral fisiológica bem-sucedida e sem perturbações.[118]
14. **Schlichting I, Lacina D, Fischak-Treitl B** determinaram a percentagem de casos de uma grande amostra de pacientes de rotina em que os implantes curtos podem ser adequados para evitar procedimentos de elevação do seio maxilar. De janeiro de 2012 a junho de 2015, todos os pacientes de três consultórios dentários gerais na Áustria com, pelo menos, uma área edêntula subantral foram submetidos a um rastreio de rotina com raios X panorâmicos. Foram medidas as alturas dos rebordos alveolares subantrais e a extensão mesial do seio maxilar em direção à fossa canina. As estatísticas foram efectuadas através da análise de dados do Excel (valor médio, desvio padrão). Foram analisados 2837 pacientes com 2837 radiografias panorâmicas que apresentavam 3528 regiões subantrais edêntulas e foram pesquisadas as alturas ósseas subantrais de 5674 seios maxilares. 57,43% revelaram alturas do rebordo alveolar subantral iguais ou

inferiores a 4 mm; 24,43% de todos os pontos de medição indicaram uma altura máxima do rebordo alveolar de 6 mm. Em 39,32% dos casos, a pneumatização dos seios maxilares com uma altura de rebordo residual subantral igual ou inferior a 6 mm estendia-se até à posição anatómica dos segundos pré-molares, em 20,51% até à posição do primeiro pré-molar e em 10,84% até à fossa canina. O estudo concluiu que o procedimento de elevação do seio maxilar continuava a ser um dos procedimentos cirúrgicos básicos padrão efectuados pelos cirurgiões dentistas que realizam cirurgia de implantes, uma vez que em pelo menos dois terços dos casos não podem ser aplicados implantes curtos com comprimentos inferiores a 6 mm. Deve ser dada preferência aos procedimentos de elevação do seio maxilar, que podem ser aprendidos de forma segura com um mínimo de tempo e esforço, com o menor risco de fracasso e com o menor nível possível de morbilidade do paciente. Os procedimentos de elevação ultra-sónica hidrodinâmica transcristalina do seio maxilar com piezótomos parecem cumprir estas exigências básicas.[119]

15. **Chandra RV, Suvvari N, Reddy AA** compararam clinicamente e radiograficamente o procedimento de trefina com núcleo e a técnica de elevação do pavimento sinusal com osteótomo com osso adicionado no aumento do pavimento sinusal. Um único local em cada sujeito que necessitava de aumento do seio, onde a altura óssea residual era de ~4 mm, foi aleatoriamente atribuído ao procedimento de trefina com núcleo ou à técnica de elevação do pavimento do seio com osteótomo com osso. Foram também adquiridas medidas de preenchimento ósseo e altura óssea através de exames de tomografia computorizada de feixe cónico obtidos antes do procedimento de aumento do seio maxilar (linha de base) e antes da colocação do implante, aproximadamente 6 meses após a cirurgia. Os parâmetros clínicos de cicatrização (índice de cicatrização precoce), inchaço (medição de pontos faciais predefinidos) e dor (através de uma escala visual analógica) foram avaliados uma semana e duas semanas após a cirurgia. A avaliação do preenchimento ósseo foi efectuada utilizando a técnica de subtração digital e a análise morfométrica da área nas imagens de base e pós-operatórias utilizando dois tipos de software de processamento de imagem. Os implantes foram colocados após um período de cicatrização de 4 a 6 meses, e os valores do quociente de estabilidade do implante (utilizando o SmartPeg Tipo 49) foram registados imediatamente após a colocação do implante. Embora ambos os procedimentos tenham resultado num aumento do preenchimento ósseo e da altura do osso, não se registaram diferenças significativas entre as técnicas. Não foram observadas diferenças significativas entre os dois grupos relativamente aos valores do quociente de estabilidade do implante após a colocação do implante. Não foram observadas diferenças significativas entre os dois grupos para as medidas de cicatrização, inchaço e dor. Os autores concluíram que o estudo que comparou o procedimento de trefina com núcleo com a técnica de elevação do seio maxilar com osteótomo adicionado de osso, comparando a altura do osso, o preenchimento ósseo e a estabilidade primária do implante, afirmou que os dois procedimentos pareciam ter um desempenho equivalente.[121]

16. **Hamed HA, Shaaban AM, Melek** LNestudaram a abordagem lateral para o aumento do pavimento do seio maxilar utilizando a trefina-osteotomia, que é uma técnica cirúrgica precisa. Atualmente, em implantologia dentária, têm sido utilizadas brocas trefinas em vez de brocas convencionais para conservar o osso durante a osteotomia. Para avaliar a eficácia da osteotomia com trefina durante o aumento do pavimento do seio maxilar utilizando o osso autógeno resultante de brocas de trefina para implantes com uma abordagem de elevação lateral do seio maxilar. Foram incluídos 12 pacientes que foram submetidos a levantamento lateral do seio maxilar através de osteotomia com trefina. Um enxerto ósseo utilizado no aumento do pavimento do seio foi preparado utilizando osso autógeno resultante da preparação do local do implante, para além de β-tricalcio fosfato. As medições dos resultados consistiram numa avaliação clínica e radiográfica. Após 6 meses, a diferença entre a estabilidade primária e a estabilidade do implante foi estatisticamente significativa com um valor de $p \leq 0,05$. Após 6 meses, a densidade óssea média e a altura óssea vertical média aumentaram em $9,84 \pm 2,76$ mm e $11,71 \pm 0,72$ mm, respetivamente. O estudo concluiu que a técnica de osteotomia com trefina, tanto na abordagem lateral da elevação do seio maxilar como na preparação do local do implante, permite a preservação do osso autógeno. Para além disso, a técnica de osteotomia com trefina na abordagem lateral da elevação do seio maxilar elimina a utilização de uma membrana absorvível.[122]

17. **Andrés-García R, Ríos-Santos JV, Herrero-Climent M, Bullón P, Fernández-Farhall J, Gómez-Menchero A et al** avaliaram a sobrevivência de 32 implantes colocados na parte posterior do maxilar com disponibilidade óssea inferior a 5 mm, através de uma técnica de aumento do seio maxilar com osteótomo sem biomateriais. Os resultados deste estudo mostram uma taxa de sobrevivência de 100% para 32 implantes colocados em situações com uma disponibilidade óssea inicial de 2 a 5 mm sem a utilização de material de enxerto. A técnica de infra-perfuração utilizada oferece um aumento da estabilidade primária dos implantes que permite uma osteointegração adequada. Os implantes colocados foram avaliados às 12 semanas. Em todos os casos, foi observada formação óssea espontânea, mesmo nos casos em que se observou uma manobra de Valsalva positiva. Os autores relataram que a técnica proposta reduz o tempo de tratamento e a necessidade de técnicas mais invasivas de aumento do seio maxilar.[123]

18. **Stelzle F, Benner KU** estudaram a avaliação macroscópica e microscópica de diferentes métodos de elevação indireta do pavimento do seio maxilar relativamente a alturas de elevação de 10 mm. Quatro métodos diferentes de elevação indireta do pavimento sinusal - elevação do pavimento sinusal com osteótomo (OSFE), elevação do pavimento sinusal com osteótomo adicionado de osso (BAOSFE), elevação do pavimento sinusal piezo-cirúrgica (PSFE) e elevação do pavimento sinusal com um balão insuflável, sistema de controlo de elevação por balão (BLC) - foram investigados macroscopicamente e microscopicamente ex vivo, utilizando 36 cabeças de porcos bissectadas. OSFE e BAOSFE perfuraram a membrana Schneideriana, enquanto o balão insuflável não causou qualquer laceração. O PSFE também elevou a mucosa sem

laceração, mas foi tecnicamente limitado a uma altura de elevação de 5 mm. BAOSFE, PSFE e BLC separaram a mucosa, deixando o periósteo no osso. O OSFE levantou completamente o tecido mole do osso, incluindo o periósteo. O estudo indica que a elevação do pavimento do seio com balão pode alargar a indicação para a elevação indireta do pavimento do seio para alturas de elevação até 10 mm. A camada de elevação histológica parece não ser uniforme nos diferentes métodos de elevação do fundo do seio[124].

19. **Bathla SC, Fry RR, Majumdar K** descreveram a elevação do seio transcrestal utilizando a técnica do balão do seio maxilar e brocas DASK (Dentium Advanced Sinus Kit) para a colocação de implantes em pacientes com uma área posterior maxilar atrófica com enxerto ósseo sintético, para avaliar a altura óssea alcançada e a taxa de sucesso do implante. Os autores avaliam clínica e radiograficamente a colocação simultânea de implantes e enxertos com enxerto ósseo sintético após a elevação da membrana Schneideriana, utilizando a técnica do balão do seio maxilar e brocas DASK. Um total de 13 pacientes com dentes maxilares posteriores em falta (pré-molares ou molares) e com altura óssea limitada abaixo do pavimento do seio maxilar receberam um implante e enxerto com enxerto ósseo sintético após a elevação do seio maxilar utilizando uma técnica de balão do seio maxilar e brocas DASK. A tomografia computorizada de feixe cónico realizada 6 meses após a cirurgia revelou um aumento estatisticamente significativo da altura e densidade ósseas. O valor médio da altura óssea vertical pré-operatória foi de (5,97 ± 1,17 mm), enquanto o valor médio da altura óssea vertical no pós-operatório de 6 meses foi de (10,45 ± 1,56 mm). O valor médio da densidade óssea do implante no pré-operatório foi de (349,6 ± 1265,9 HU), enquanto o valor médio da densidade óssea do implante no pós-operatório foi de (771,1 ± 239,1 HU). Os autores referiram que o balão Sinus e as brocas DASK são uma ferramenta aceitável para a elevação indireta do seio com colocação simultânea de implantes.[126]

20. **Karacayli U, Dikicier E, Dikicier S** afirmaram que o volume ósseo disponível para a colocação de implantes dentários na maxila posterior é frequentemente reduzido pela expansão do seio maxilar e pela reabsorção do rebordo alveolar após a perda de dentes. O aumento ósseo interno do pavimento do seio maxilar é normalmente conseguido através da elevação da membrana do seio maxilar por uma abordagem lateral ou transcrestal. Um dos principais desafios das técnicas transcrestais minimamente invasivas é evitar a perfuração da membrana durante a osteotomia e o processo de elevação da membrana. Recentemente, foram desenvolvidos e patenteados novos dispositivos concebidos para reduzir o risco de perfuração da membrana. Esta revisão discute as mais recentes técnicas de elevação da membrana sinusal, incluindo a elevação mediada por balão, a injeção hidráulica e a técnica de gel-pressão. Também explora novos métodos para prevenir a perfuração da membrana sinusal durante a osteotomia transcrestal, tais como lasers, dispositivos piezoeléctricos e brocas de paragem automática. Para além disso, a revisão fornece uma visão geral dos designs patenteados e oferece perspectivas sobre futuras técnicas cirúrgicas e avanços tecnológicos no aumento do pavimento sinusal transcrestal.[127]

21. **Felix CB, Kurien A, Devnarayan A, Kumar D, Thirumurthy VR, Bindhoo YA** estudaram que a extração dentária é geralmente acompanhada de remodelação óssea e pneumatização do seio maxilar na região posterior da maxila, o que pode resultar numa redução da altura e largura do osso e comprometer a colocação do implante. Entretanto, essa deficiência anatômica pode ser restaurada através da elevação do seio maxilar. Dentre os vários métodos cirúrgicos utilizados, a técnica de elevação indireta do assoalho do seio maxilar é relativamente menos invasiva e menos complexa. Os autores apresentaram o caso de uma paciente do sexo feminino, 58 anos, parcialmente edêntula, que foi submetida à reabilitação da região de molares superiores direitos, utilizando a técnica de elevação indireta do assoalho do seio maxilar. Foi utilizado o sistema de elevação hidráulica seguido da colocação imediata de implantes. Esta técnica incorpora as vantagens das abordagens da parede lateral e da crista para a elevação do seio e está associada a uma menor incidência de perfuração da membrana sinusal e a uma perda óssea mínima.[128]
22. **Sverzut AT, Rodrigues DC, Lauria A, Armando RS, de Oliveira PT, Moreira RW** tiveram como objetivo avaliar clínica, radiográfica e histologicamente uma preparação de cimento de fosfato de cálcio (Bone Source, BS) utilizada como material de preenchimento em cirurgia de elevação do seio maxilar. Foram operados dez pacientes que necessitavam de enxerto do seio maxilar para futura colocação de implantes integrados Osseo. Após um período que variou de 9 a 16 meses, foi realizada uma avaliação clínica e biópsia da área enxertada na região adjacente ao eixo do implante a ser inserido. Clinicamente e radiograficamente, não foram observadas evidências de reabsorção/substituição do BS. Embora nenhum paciente tenha tido complicações pós-operatórias e o material apresente caraterísticas totalmente biocompatíveis com o tecido ósseo em íntimo contacto com o BS, não foi possível colocar nenhum implante devido à mínima formação óssea e à friabilidade do material. Concluiu-se que, apesar da capacidade osteocondutora do BS, esta preparação convencional de fosfato de cálcio não suporta uma quantidade suficiente de formação de osso novo que possa permitir a sua utilização como material de preenchimento para a elevação do pavimento do seio maxilar e subsequente colocação de implantes dentários.[129]

23. **Tilaveridis I, Lazaridou M, Zouloumis L, Dimitrakopoulos I, Tilaveridis V, Tilaveridou S** avaliaram a eficácia do aloenxerto ósseo mineralizado isolado no aumento do seio maxilar com colocação simultânea de implantes em casos com atrofia grave do osso maxilar residual (altura óssea < 4 mm) - Trinta e cinco implantes dentários foram colocados em 29 pacientes submetidos a aumento do seio maxilar através da técnica tradicional da janela lateral entre 2008 e 2013. Os pacientes com altura alveolar residual entre 1 e 3 mm no local da implantação foram incluídos no estudo. A altura do osso residual foi inicialmente estimada através de uma radiografia panorâmica simples e reavaliada intraoperatoriamente através de uma medição micrométrica precisa no local da implantação. Foram inseridos simultaneamente implantes de 13 mm de altura e 3,5 ou 4,3 mm de diâmetro. O aloenxerto ósseo mineralizado foi utilizado sozinho para aumentar o pavimento do seio. Não foi registada qualquer deiscência da ferida. Num caso, verificou-se uma infeção pós-

operatória que desapareceu com antibióticos, sem falha do implante. Um implante migrou durante o período pós-operatório para o seio maxilar e foi removido. Um implante falhou. Os restantes 33 implantes foram colocados com sucesso. O seguimento variou entre 3 e 8 anos. O estudo concluiu que as elevações do seio maxilar em rebordos alveolares severamente absorvidos com colocação simultânea de implantes podem ser efectuadas com segurança utilizando apenas aloenxerto mineralizado, tornando o procedimento menos invasivo e menos demorado.[130]

24. **Rao GS, Reddy SK** avaliaram a técnica do balão antral para elevação do seio maxilar seguida de enxerto ósseo e colocação de implante. Um total de 34 pacientes com rebordos maxilares posteriores edêntulos e atróficos foram submetidos a elevação do seio maxilar com balão antral seguida de enxerto ósseo (osso autógeno retirado do queixo misturado com plasma rico em plaquetas) e colocação de implantes. A população era constituída por 26 pacientes do sexo masculino e 8 do sexo feminino, com uma idade média de 42 anos (variação de 33 a 56 anos). Foi efectuada com sucesso a elevação do balão da membrana sinusal em todos os 34 pacientes, e foram colocados 62 implantes. Uma rotura da membrana num doente foi tratada intra-operatoriamente através da colocação de uma membrana de colagénio. Dois implantes falharam no prazo de 6 meses, e a taxa de sobrevivência dos restantes 60 implantes foi de 100% após 3 anos de seguimento. O volume médio do balão insuflado foi de 1,96 ml e a altura média do seio elevado pelo balão foi de 11,6 mm. Foi observado um ganho ósseo médio de 7,5 mm (variação de 5,2 a 10,5 mm). Esta série de casos demonstra a viabilidade da elevação da membrana sinusal antral com balão, seguida de aumento ósseo e colocação de implantes. Assim, esta técnica oferece uma garantia óptima para a segurança da membrana, sendo menos invasiva do que a técnica de rotina da janela lateral, segura e associada a menos hemorragia e desconforto pós-operatório. Este método é previsível, fácil de aprender e está associado a baixas taxas de complicações. No entanto, são necessários grandes estudos comparativos com outras técnicas.[131]

25. **Malec M, Smektała T, Trybek G, Sporniak-Tutak K** descreveram O septo antral do seio maxilar ocorre em cerca de um terço dos pacientes submetidos a aumento ósseo posterior do maxilar e é considerado uma contraindicação relativa para a janela lateral do maxilar ("osteotomia em dobradiça"). Os autores apresentam os resultados de 26 casos consecutivos de pacientes com septo maxilar septado que foram submetidos a elevação minimamente invasiva do balão da membrana antral (MIAMBE), seguida de aumento ósseo e fixação de implantes. Após terem sido submetidos a uma avaliação pré-procedimento e terem assinado um consentimento informado, 57 pacientes consecutivos foram encaminhados para aumento do osso maxilar posterior. A exposição da crista alveolar (através de osteotomias de 3 mm), o MIAMBE e o aumento ósseo foram seguidos da colocação de implantes e do encerramento primário (executado na mesma sessão). A carga do implante foi efectuada 6-9 meses depois. Vinte e seis de 57 (45,6%) pacientes tinham septos significativos (detectados na

tomografia computorizada) na região designada para o aumento. Vinte e quatro (92%) concluíram o procedimento inicial com sucesso. Dois pacientes apresentaram rutura de membrana que exigiu aborto do procedimento. A duração média do procedimento foi de 48-6-23 minutos. A altura óssea incremental excedeu consistentemente os 10 mm, e observou-se uma sobrevivência do implante de 95,2% aos 6-9 meses. O estudo concluiu que o MIAMBE pode ser aplicado a pacientes que necessitam de aumento ósseo da maxila posterior na presença de seio maxilar septado, com elevado sucesso processual, baixa taxa de complicações, aumento ósseo satisfatório e sobrevivência do implante. Este procedimento deve ser uma alternativa aos métodos atualmente utilizados para o aumento do osso maxilar, especialmente na presença de septos maxilares.[133]

26. **Bassi MA, Lopez MA, Confalone L, Carinci F** estudaram esta técnica fluido-dinâmica que se caracteriza pelo descolamento hidráulico da mucosa e pelo preenchimento simultâneo do espaço sub-schneideriano, com um material de enxerto de consistência pastosa. Os autores realizaram 13 desenvolvimentos em locais futuros, em igual número de doentes (4 homens; 9 mulheres; idade 49,46 6 12,44 anos), utilizando como material de enxerto uma hidroxiapatite nanocristalina dispersa numa matriz aquosa. Na segunda fase, realizada aos 5,96 6 1,72 meses, foram colocados 13 implantes após a colheita de biópsias ósseas dos locais regenerados. As amostras acima referidas foram submetidas a análise histológica e histomorfométrica. Os resultados da histomorfometria foram depois comparados com a densidade óssea, medida em unidades Hounsfield. A percentagem média de osso vital foi de 29,08% 6 14,7%, enquanto a medula óssea e o material de enxerto foram de 59,75% 6 11,19% e 11,16% 6 10,88%, respetivamente. A percentagem de osso vital tem uma correlação significativa com a densidade óssea do local recetor (P ¼ 0,003117). Em contrapartida, a medula óssea (P ¼ 0,08692) e o enxerto (P ¼ 0,0799) não apresentam uma correlação significativa com este parâmetro. Os resultados sugerem a validade do método na regeneração do volume ósseo na região sub-antral.[134]

27. **Tallarico M, Meloni SM, Xhanari E, Pisano M, Cochran DL** avaliaram os resultados clínicos e radiológicos de um novo dispositivo que permite a elevação hidráulica simultânea da membrana sinusal, o enxerto ósseo e a colocação de implantes. Uma amostra de 18 participantes consecutivos com atrofia grave da maxila posterior foi submetida a elevação transcrestal da membrana sinusal e colocação de implantes. No seguimento de 6 meses, foram avaliados os seguintes parâmetros: sucesso do implante, quaisquer complicações, perda óssea marginal (MBL), medidas tridimensionais (3D) do enxerto, quociente de estabilidade do implante (ISQ) e densidade do enxerto. Nenhum implante falhou durante o seguimento (10,8 ± 2,8 meses; intervalo: 7-14 meses). Não foram observados rasgões na membrana ou outros eventos adversos. A altura média do rebordo alveolar residual foi de 4,78 ± 0,88 mm. Seis meses após o procedimento, a MBL média foi de 0,18 mm. A elevação média da membrana sinusal foi de 12,78 ± 2,18 mm (variação: 10,7-14,23). Ao longo dos planos de referência 3D básicos, as dimensões do osso enxertado medidas em torno dos implantes foram as seguintes: área axial = 239,7 ± 57,68 mm2; área sagital = 257,0 ± 60,83 mm2; área

coronal = 143,3 ± 29,46 mm2. O volume médio do enxerto foi de 2,38 ± 0,26 mL no início do estudo e 2,05 ± 0,24 mL 6 meses após a maturação do enxerto (diferença: 0,33 ± 0,29 mL, P = 0,0090). A densidade do enxerto (em unidades Hounsfield [HU]) melhorou durante a cicatrização de 322,0 ± 100,42 HU para 1.062,0 ± 293,7 HU; diferença de 740,0 ± 295,35 HU (P = 0,0001). O valor médio do ISQ foi de 65,5 aquando da colocação do implante e aumentou para 74,1 no exame aos 6 meses (P = 0,0014). Dos 18 pacientes, 12 não sentiram dor (66,6%) e 10 não sentiram inchaço (55,5%). Não foi registada dor ou inchaço graves em nenhum dos casos. O número médio de comprimidos analgésicos consumidos foi de 0,78 ± 0,67. O tempo cirúrgico médio foi de 24,0 ± 4,07 minutos. O estudo afirma que o sistema i-Raise Sinus Lift pode oferecer uma nova opção para cirurgia minimamente invasiva do seio transcrestal com o mínimo de desconforto para o paciente. Durante a cicatrização, verificou-se uma contração fisiológica de 13,9% do seu volume original. São necessários estudos clínicos a longo prazo para confirmar estes resultados preliminares.[135]

28. **Jesch P, Bruckmoser E, Bayerle A, Eder K, Bayerle-Eder M, Watzinger F** avaliaram a eficácia e a segurança médicas do aumento do pavimento sinusal crestal minimamente invasivo (MISFA) utilizando um método inovador baseado em alta pressão hidráulica. Vinte MISFA usando o novo Jeder-System foram realizados em 18 pacientes em 2 locais de estudo. O Jeder-System consiste na broca Jeder, na bomba Jeder e num conjunto de tubos de ligação. A bomba gera uma pressão hidráulica elevada (1,5 bar), empurrando a membrana sinusal para trás da broca na primeira perfuração. A bomba também monitoriza todo o procedimento, medindo constantemente a pressão e o volume. Taxa de perfuração da membrana de cinco por cento (1/20) apenas detectada na tomografia computorizada pós-operatória e sem implicações para a colocação de implantes. Obteve-se um ganho de altura de 9,2 ± 1,7 mm (de 4,6 ± 1,4 mm para 13,8 ± 2,3 mm). A satisfação média dos doentes foi de 9,82 numa escala de 1 a 10 (10 = muito satisfeitos). A duração média das baixas médicas foi de 0,19 dias. A taxa de sobrevivência aos 18 meses foi de 95% (1/20 implantes perdidos). O estudo concluiu que, dentro dos limites de um estudo prospetivo aberto com 20 casos, os nossos dados demonstram a segurança e a eficácia médica do novo método.[136]

29. **George J, Gopal S, Huda F, Thomas N** descreveram Os implantes dentários tornaram-se a opção de rotina para a substituição de dentes em falta, mas é difícil colocar implantes na maxila posterior devido a dimensões ósseas inadequadas e à pneumatização do seio maxilar. Ao longo dos anos, foram introduzidas várias técnicas de aumento do seio maxilar e de enxerto ósseo; foram utilizadas abordagens laterais e crestais para a elevação do seio maxilar com bons resultados. Recentemente, tem sido utilizada uma técnica minimamente invasiva como modificação da abordagem crestal para o aumento do seio maxilar, denominada técnica minimamente invasiva de aumento do seio maxilar (MITSA). Este método utiliza a massa de fosfosilicato de cálcio para a elevação hidráulica da membrana sinusal, juntamente com brocas de densificação Osseo. A MITSA simplificou a técnica de elevação do seio maxilar com bons resultados previsíveis[138].

30. **Igarashi M, Saito M, Okada H, Kato T** avaliaram o resultado de uma técnica cirúrgica minimamente invasiva para o aumento do seio maxilar que acarreta menos riscos de complicações intra e pós-operatórias. Os autores modificaram os passos habituais realizados no procedimento de aumento do seio maxilar e discutem as principais modificações e melhorias resultantes, juntamente com uma revisão da literatura sobre a técnica original neste artigo. As modificações e melhorias feitas em cada passo são destacadas, e as principais modificações são discutidas juntamente com uma revisão da literatura. A maior melhoria resultou provavelmente da criação de uma pequena fenestração, criando assim uma estrutura semelhante a um saco para manter o material de enxerto num estado estável, o que facilitaria uma melhor formação óssea. Para além disso, a reabsorção do pavimento do seio maxilar foi observada na maioria dos casos 2-3 anos após a cirurgia, com a reabsorção a atingir o nível ou abaixo da ponta do implante. Estes resultados sugerem que não há necessidade de correr o risco de descolar e elevar uma grande área de mucosa da parede interna, e que um descolamento ou aumento mínimo da mucosa é suficiente e conduz a um resultado estável. Os resultados dos autores sugerem que o aumento do seio maxilar com intervenção mínima é um procedimento eficaz, tanto do ponto de vista do paciente como do ponto de vista bibliográfico.[139]
31. **Spinelli D, De Vico G, Condò R, Ottria L, Arcuri C** descreveram a capacidade de efetuar uma técnica de regeneração óssea no défice posterior do maxilar (TGSL) sem a utilização de materiais de enxerto ósseo, utilizando um protocolo altamente minimamente invasivo. Sessenta e seis implantes foram inseridos no pavimento do seio maxilar de um total de 39 pacientes através da técnica de elevação do seio maxilar guiada por transcrestal (TGSL). Todos os pacientes foram seguidos durante pelo menos três anos em termos de função. O protocolo de perfuração foi adaptado com base na densidade óssea de cada local de implante para obter um binário entre 45 e 55 Ncm. Foram utilizados pilares de titânio de cicatrização apertados a 35 Ncm. Foi criada uma restauração protética final em cerâmica metálica CAD/CAM seis meses após a cicatrização dos tecidos e a funcionalização provisória da oclusão. A taxa de sobrevivência dos implantes e próteses, as complicações biológicas e biomecânicas, as alterações nos níveis ósseos marginais e a altura total do osso da crista alveolar antes e depois da cirurgia foram avaliadas e medidas pelos resultados obtidos neste estudo prospetivo. Também foram medidos os parâmetros periodontais, bem como os níveis de perceção de dor pelo paciente durante todo o período de recuperação. O resultado dos dados de acompanhamento foi de 41,96 (24 a 36) meses. A sobrevivência cumulativa dos implantes foi de 98,53% aos 3 anos. Não se registaram complicações biológicas e mecânicas e não houve falhas protéticas durante todo o período de acompanhamento. A média da perda óssea marginal (MBL) durante o primeiro ano de operação foi de 0,33 a 0,36 mm, enquanto que no seguimento de 3 anos, a média da MBL foi de 0,51 a 0,29 mm. A média da altura óssea residual do rebordo alveolar antes do tratamento era de 6,7 a 1,6 mm (variação de 5,1 a 9,2 mm), enquanto a média da altura óssea foi aumentada em 6,4 - 1,6 mm (variação de 3,2 a 8,1 mm). Todos os pacientes referiram níveis de dor mais baixos e apresentaram parâmetros periodontais

normais. Este estudo sugere que a utilização da cirurgia guiada para realizar o levantamento transcrestal do seio maxilar para aumentar a altura da crista subantral é uma técnica minimamente invasiva de sucesso a curto e médio prazo de acompanhamento, evitando assim o tempo prolongado de tratamento e reduzindo a morbilidade associada ao levantamento do pavimento do seio maxilar com a técnica tradicional utilizando materiais de enxerto ósseo.[140]

32. **Pozzi A, De Vico G, Sannino G, Spinelli D, Schiavetti R, Ottria L, Barlattani A** descreveram uma nova técnica para elevação do seio maxilar guiada por transcrestal (TGSL). A técnica de osteótomo modificada TGSL foi planeada pelo Programa de Planeamento de Software NobelProcera (Nobel Guide, Nobel Biocare AB) e executada por modelo estereolitográfico. A profundidade da osteotomia planeada foi determinada com precisão através de imagens de secção transversal do local de elevação para facilitar a punção do pavimento do seio ósseo sem risco de perfuração da membrana aderente do seio. É utilizado um protocolo de perfuração-osteótomo personalizado para elevar a membrana Schneideriana até ao comprimento final do implante. A membrana sinusal é elevada com sucesso em todos os locais sem qualquer perfuração iatrogénica . A técnica de osteótomo modificada TGSL pode proporcionar uma nova opção para a cirurgia minimamente invasiva do seio transcrestal e pode representar um método seguro para aumentar o volume ósseo na maxila posterior atrófica. Os resultados do presente estudo sugerem que esta nova técnica cirúrgica pode reduzir a morbilidade do doente e alargar as indicações para a elevação transcrestal do pavimento do seio maxilar.[141]
33. **Franceschetti G, Trombelli L, Minenna L, Franceschetti G, Farina R** avaliaram a curva de aprendizagem de um procedimento minimamente invasivo para a elevação do pavimento do seio maxilar com uma abordagem transcrestal (tSFE) e avaliaram a influência da experiência do médico em cirurgia de implantes nos seus resultados. Os pacientes foram tratados por clínicos com diferentes níveis de experiência em cirurgia de implantes e inexperientes no que respeita à técnica tSFE investigada. Os grupos inicial (n ¼ 13) e final (n ¼ 13) tratados pelo clínico experiente foram comparados relativamente aos resultados da tSFE. Além disso, foram comparados os grupos alto, moderado e baixo (n ¼ 20 cada) tratados pelo clínico especialista, moderadamente experiente e pouco experiente, respetivamente. (1) Não foram observadas diferenças significativas nos resultados clínicos e radiográficos entre os grupos inicial e final; (2) os grupos alto, moderado e baixo mostraram um aumento vertical substancial num tempo de operação limitado, sendo os resultados do tratamento influenciados pelo nível de experiência na cirurgia de implantes. O estudo relatou que a técnica investigada permite um aumento vertical substancial em tempos de operação limitados quando utilizada por diferentes clínicos.[142]
34. **Bruschi GB, Bruschi E, Papetti L** analisaram a eficácia de uma elevação trans-crestal do pavimento do seio maxilar sem retalho e a colocação simultânea de implantes dentários com base na técnica de Gestão Localizada do Pavimento do Seio (LMSF), adequada para casos com largura suficiente de tecido queratinizado e de osso da crista, mas com dimensões verticais insuficientes do osso abaixo do seio. Foram efectuadas

71 elevações do seio maxilar com colocação simultânea de implantes em 52 pacientes consecutivos. Após uma perfuração transmucosa da broca piloto inicial, foi utilizado o Magnetic Mallet com osteótomos progressivamente maiores. Os osteótomos do martelo são inicialmente direcionados para palatino, em direção ao córtex da parede medial do seio, abaixo do recesso palato-nasal (PNR) e depois redireccionados numa direção mais vertical para criar a osteotomia final para a colocação do implante. Os autores não registaram complicações significativas na fase pós-operatória. A taxa de sucesso cumulativa durante o período de observação foi de 95%. Todos os implantes bem sucedidos foram carregados com sucesso com coroas e pontes de metal-cerâmica ou zircónia monolítica e permaneceram em função durante o período de observação. O estudo concluiu que o tratamento localizado do pavimento do seio maxilar sem retalho (LMSF) é uma técnica cirúrgica segura e eficaz com riscos mínimos e com a vantagem de uma baixa morbilidade. Além disso, apenas o osso nativo é utilizado para o aumento e não há necessidade de enxertos adicionais.[143]

35. **Kim DY, Itoh Y, Kang TH** avaliaram a eficácia do Water Lift System na elevação da membrana sinusal para inserir implantes através do pavimento do seio. Foram efectuados setenta procedimentos de elevação da membrana sinusal utilizando a abordagem lateral (quatro casos) ou o método crestal (66 casos) em pacientes com diferentes alturas ósseas entre 1,2 e 9,9 mm (maioritariamente no intervalo de 4-6 mm). A técnica lateral não resultou em perfuração da membrana sinusal em nenhum dos casos manuseados. Nos 66 casos realizados utilizando a abordagem crestal, a rotura da membrana schneideriana ocorreu em dois casos. A rotura da membrana ocorreu durante a elevação da membrana Schneideriana, mas não quando foi efectuado um furo para aceder à membrana Schneideriana. O estudo concluiu que o Water Lift System reduziu efetivamente o risco de perfuração da membrana Schneideriana durante a operação de elevação da membrana sinusal.[144]
36. **Bensaha T** avaliou a eficácia de um novo sistema de elevação de água como instrumento cirúrgico na abordagem crestal da operação de elevação da membrana sinusal e a capacidade desta técnica para reduzir o risco de perfuração da membrana Schneideriana em comparação com uma abordagem lateral utilizando cirurgia piezoeléctrica. Foram efectuadas 50 operações de elevação da membrana sinusal. Os doentes foram divididos aleatoriamente em 2 grupos para receberem elevação lateral do seio com piezocirurgia ou elevação crestal do seio utilizando o novo dispositivo cirúrgico. Foi observada perfuração da membrana schneideriana em 6 pacientes (24%) do grupo submetido à abordagem de elevação lateral do assoalho do seio, mas nenhuma perfuração foi observada no grupo com a técnica de infiltração crestal ($P = 0,01$). Não foram observadas infecções microbianas nos 50 casos consecutivos. Este estudo demonstrou que a elevação do pavimento do seio maxilar utilizando o sistema water lift através da abordagem crestal é um procedimento previsível com uma baixa taxa de complicações, em comparação com a abordagem lateral com cirurgia piezoeléctrica.[145]
37. **Parthasaradhi T, Shivakumar B, Kumar TS, Jain AR, Suganya P** avaliaram os resultados clínicos e radiológicos e a morbilidade pós-operatória dos procedimentos de elevação do pavimento sinusal efectuados com a técnica cirúrgica minimamente

invasiva Sinu lift system. O procedimento de elevação do seio maxilar foi efectuado utilizando o sistema Sinu Lift através de uma abordagem transcrestal e o aumento ósseo foi realizado em dez pacientes sistemicamente saudáveis utilizando fosfato β-tricálcico e mistura de plasma rico em plaquetas. Os locais aumentados registaram um aumento significativo dos parâmetros ósseos na região enxertada pretendida. O ganho médio em altura óssea, conforme observado na tomografia computadorizada, revelou aumento das medidas de 5,80 mm ± 0,98 para 10,20 mm ± 1,68 na avaliação do sexto mês. Dentro das limitações deste estudo, o sistema Sinu lift com uma ação de trabalho controlada resultou num elevado sucesso processual e o procedimento pode ser uma alternativa aos métodos cirúrgicos atualmente utilizados.[146]

A taxa de sobrevivência global dos implantes colocados através de uma abordagem indireta é de 97%. A evidência limitada disponível sugere que a elevação indireta do seio maxilar sem a utilização de material de enxerto ósseo pode ser uma técnica válida para tratar com implantes maxilares posteriores atróficos com alturas residuais entre 5 e 9 mm. Os estudos revistos relataram um ganho médio de altura óssea de 3,43 ± 0,09 mm e taxas de sobrevivência de implantes que variam entre 93,5% e 100%.

CONCLUSÃO

A pneumatização do seio maxilar secundária à perda de dentes no maxilar posterior impede a colocação de implantes nesta região. A elevação e o aumento do seio maxilar proporcionam um resultado previsível de regeneração da estrutura óssea perdida no maxilar posterior. Isto oferece ao doente muitas vantagens para o sucesso a longo prazo nos locais de implante.

O restabelecimento do edentulismo com implantes dentários requer uma conceção cuidadosa do tratamento. Isto é frequentemente verdade no maxilar posterior, uma vez que os seios maxilares pneumatizados podem limitar o número de ossos alveolares para a colocação de implantes. A elevação do seio maxilar é um dos procedimentos pré-protéticos mais comuns para resolver este problema.

A obtenção de altura óssea adicional no maxilar atrófico através do aumento do seio maxilar é um procedimento clínico bem estabelecido na implantologia dentária. Em comparação com a técnica de abordagem lateral, estão disponíveis várias técnicas de levantamento indireto do seio maxilar com maior segurança e taxas de sucesso previsíveis quando se selecionam os casos adequados às técnicas específicas.

REFERÊNCIAS

1. Shenoy SB, Talwar A, Thomas B, Ramesh A, Vamsi AR. Elevação direta ou indireta do seio: A Literature Review. MJDS. 2020; 5(2):15-21.
2. Brånemark PI, Adell R, Albrektsson T, Lekholm U, Lindström J, Rockler B. An experimental andclinical study of osseointegrated implants penetrating the nasal cavity and maxillary sinus. *J Oral Maxillofac Surg*. 1984;42(8):497-505.
3. Ellegaard B, Kølsen-Petersen J, Baelum V. Terapia de implantes envolvendo elevação do seio maxilar em pacientes periodontalmente comprometidos. *Clin Oral Implants Res*. 1997;8(4):305-315.
4. Sharan A, Madjar D. Pneumatização do seio maxilar após extracções: um estudo radiográfico. *Int J Oral Maxillofac Implants*. 2008; 23(1):48-56.
5. Schropp L, Wenzel A, Kostopoulos L, Karring T. Cicatrização óssea e alterações do contorno dos tecidos moles após a extração de um único dente: Um estudo prospetivo clínico e radiográfico de 12 meses. *J Prosthet Dent*. 2004;91(1):92. doi: 10.1016/j.prosdent.2003.10.022
6. Davarpanah M, Martinez H, Tecucianu JF, Hage G, Lazzara R. A técnica do osteótomo modificado. *Int J Periodontics Restorative Dent*. 2001;21(6):599-607.
7. Stern A, Green J (2012) Procedimentos de elevação do seio maxilar: Uma visão geral das técnicas actuais. Dent Clin North Am 56(1): 219-233.
8. Gosau M, Rink D, Driemel O (2009) Anatomia do seio maxilar: Um estudo cadavérico com implicações clínicas. Anat Rec (Hoboken) 292(3): 352-354.
9. Sharan A, Madjar D (2008) Pneumatização do seio maxilar após extracções: Um estudo radiográfico. Int J Oral Maxillofac Implants 23(1): 48-56.
10. Shapiro R, Schorr S (1980) A consideration of the systemic factors that influence frontal sinus pneumatization. Invest Radiol 15(3): 191-202.
11. Thomas A, Raman R (1989) Um estudo comparativo da pneumatização das células aéreas da mastoide e dos seios frontal e maxilar. AJNR Am J Neuroradiol 10(5): S88.
12. Elian N, Bloom M, Dard M, Cho SC, Trushkowsky RD, et al. (2011) Efeito da distância interimplantar (2 e 3 mm) na altura da crista óssea interimplantar: Uma avaliação histomorfométrica. J Periodontol 82(12): 1749-1756.
13. Cardoso CL, Curra C, Santos PL, Rodrigues MFM, Ferreira Junior O, et al. (2016) Considerações atuais sobre substitutos ósseos no levantamento de seio maxilar. Rev Clin Periodoncia Implantol Rehabil Oral 9(2): 102-10
14. Tatum H. Reconstruções com implantes na maxila e no seio maxilar. *Dent Clin North Am*. 1986;30(2):207-229.
15. Stacchi C, Orsini G, Di Iorio D, Breschi L, Di Lenarda R. Análises clínicas, histológicas e histomorfométricas do osso regenerado no aumento do seio maxilar utilizando aloenxertos ósseos humanos frescos congelados. *J Periodontol*. 2008;79(9):1789-1796.
16. Froum SJ, Wallace SS. Comparação Histomorfométrica de uma Cerâmica Óssea Bifásica com Anorgânica. *Dent*. 2008; 28:273-281. Acedido em 18 de abril de 2022.
17. Tarnow DP, Wallace SS, Froum SJ, Rohrer MD, Cho SC. Comparação histológica e clínica de elevações bilaterais do assoalho do seio com e sem colocação de membrana

de barreira em 12 pacientes: Parte 3 de um estudo prospetivo em curso. *Int J Periodontics Restorative Dent*. 2000;20(2):117-125.

18. Misch C. Classificações e opções de tratamento da arcada completamente edêntula em implantologia. Dentistry Today. 1990 Oct 1;9(8):26-8.
19. Watelet, Jean-Baptiste, e P. Van Cauwenberge. "Anatomia e fisiologia aplicadas do nariz e seios paranasais". *Allergy* 54 (1999): 14-25.
20. *Eur J Allergy Clin Immunol Suppl*. 1999;54(57):14-25.
21. Underwood AS. Considerações cirúrgicas relacionadas com a anatomia do seio maxilar. *Br Med J*. 1909;1(2524):1178. doi:10.1136/bmj.1.2524.1178 implants. *J Oral Maxillofac Surg*. 1989;47(3):238-242. doi: 10.1016/0278-2391(89)90225-5
22. Drake RL, Mitchell A, Vogl AW, Duparc F, Duparc J. *Gray's Anatomy for Students*. 2e éd. Elsevier Masson; 2012.
23. Standring S. *Gray's Anatomy: The Anatomical Basis of Clinical Practice*. 42 nd. Elsevier; 2021.
24. Hatano N, Shimizu Y, Ooya K. Uma avaliação radiográfica clínica a longo prazo das alterações da altura do enxerto após o aumento do pavimento do seio maxilar com uma mistura de osso autógeno/xenoenxerto 2:1 e colocação simultânea de implantes dentários. *Clin Oral Implants Res*. 2004;15(3):339-345.
25. Chanavaz M. Seio maxilar: anatomia, fisiologia, cirurgia e enxertos ósseos relacionados com a implantologia - onze anos de experiência cirúrgica (1979-1990). *J Oral Implantol*. 1990;16(3):199-209.
26. Stammberger H. Endoscopia dos seios nasais e paranasais. Uma abordagem diagnóstica e cirúrgica à sinusite recorrente. *Endoscopia*. 1986;18(6):213-218
27. Baroody FM. Anatomia e fisiologia dos seios nasais e paranasais. *Clin Allergy Immunol*. 2007; 19:1-21.
28. Angelopoulos C, Aghaloo T. Tecnologia de imagiologia no diagnóstico de implantes. *Dent Clin North Am*. 2011;55(1):141-158.
29. Tyndall DA, Price JB, Tetradis S, Ganz SD, Hildebolt C, Scarfe WC. Declaração de posição da Academia Americana de Radiologia Oral e Maxilofacial sobre os critérios de seleção para a utilização de radiologia em implantologia dentária, com ênfase na tomografia computorizada de feixe cónico. *Oral Surg Oral Med Oral Pathol Oral Radiol*. 2012;113(6):817-826. doi: 10.1016/J.OOOO.2012.03.005
30. Farman AG, Farman TT. Uma comparação de 18 detectores de raios X diferentes atualmente utilizados em medicina dentária. *Oral Surgery, Oral Med Oral Pathol Oral Radiol Endodontology*. 2005;99(4):485-489. doi: 10.1016/J.TRIPLEO.2004.04.002
31. Boyne PJ, James RA. Enxerto do pavimento do seio maxilar com medula e osso autógenos. *J Oral Surg (Chic)*. 1980;38(8):613-616.
32. Aghaloo TL, Moy PK. Que técnicas de aumento de tecido duro são mais bem sucedidas no fornecimento de suporte ósseo para a colocação de implantes? *Int J Oral Maxillofac Implants*. 2007;22 Suppl:49-70.
33. Tatum H. Reconstruções com implantes na maxila e no seio maxilar. *Dent Clin North Am*. 1986;30(2):207-229.

34. Summers RB. Um novo conceito na cirurgia de implantes maxilares: a técnica do osteótomo. *Compêndio*. 1994;15(2):152, 154-156, 158 passim; quiz 162.
35. Kent JN, Block MS. Enxerto ósseo simultâneo do pavimento do seio maxilar e colocação de implantes revestidos a hidroxilapatite. *J Oral Maxillofac Surg*. 1989;47(3):238-242.
36. Tatum OH. Enxertos ósseos em sítios intra-orais. *J Oral Implantol*. 1996;22(1):51-52.
37. Misch CE. Aumento do seio maxilar para implantes endósteos: planos de tratamento alternativos organizados. *Int J Oral Implantol*. 1987;4(2):49-58.
38. Coatoam GW. Procedimentos de aumento indireto do seio maxilar utilizando implantes anatómicos de uma fase com forma de raiz. *J Oral Implantol*. 1997;23(1-2):25-42.
39. Engelke W, Deckwer I. Aumento do pavimento sinusal controlado endoscopicamente: Um relatório preliminar. *Clin Oral Implants Res*. 1997;8(6):527-531.
40. Natiella JR, Armitage JE, Meenaghan MA, Greene GW. Resposta dos tecidos aos implantes dentários que sobressaem através da membrana mucosa. *Oral Sci Rev*. 1974; Vol. 5:85-105.
41. Begoña Ormaechea M, Millstein P, Hirayama H. Efeito da angulação do tubo na análise radiográfica da interface implante-pilar. *Int J Oral Maxillofac Implants*. 14(1):77-85.
42. Pauletto N, Lahiffe BJ, Walton JN. Complicações associadas ao excesso de cimento à volta de coroas sobre implantes osseointegrados: um relatório clínico. *Int J Oral Maxillofac Implants*. 14(6):865-868.
43. SEWERIN IP. Erros na avaliação radiográfica da altura do osso marginal em redor de implantes osseointegrados. *Eur J Oral Sci*. 1990;98(5):428-433.
44. Wyatt CC, Pharoah MJ. Técnicas de imagiologia e interpretação de imagens para o tratamento com implantes dentários. *Int J Prosthodont*. 11(5):442-452.
45. Yeo DKL, Freer TJ, Brockhurst PJ. Distorções em radiografias panorâmicas. *Aust Orthod J*. 2002;18(2):92-98.
46. Stavropoulos A, Becker J, Capsius B, Açil Y, Wagner W, Terheyden H. Avaliação histológica do aumento do pavimento do seio maxilar com fosfato β-tricálcico revestido com fator de crescimento e diferenciação humano recombinante-5: Resultados de um ensaio clínico aleatório multicêntrico. *J Clin Periodontol*. 2011;38(10):966-974.
47. Betts NJ, Miloro M. Modificação do procedimento de elevação do seio maxilar para septos no antro maxilar. *J Oral Maxillofac Surg*. 1994;52(3):332-333.
48. Quiney RE, Brimble E, Hodge M. Sinusite maxilar causada por implantes dentários osseointegrados. *J Laryngol Otol*. 1990;104(4):333-334.
49. Zimbler MS, Lebowitz RA, Glickman R, Brecht LE, Jacobs JB. Aumento Antral, Osteointegração e Sinusite: A Perspetiva do Otorrinolaringologista. *Am J Rhinol*. 1998;12(5):311-316.
50. Norta CJ, Farman AG, De V. Joubert JJ. Condições patológicas envolvendo o seio maxilar: sua aparência em radiografias dentárias panorâmicas. *Br J Oral Surg*. 1979;17(1):27-32
51. Epstein JB, Waisglass M, Bhimji S, Le N, Stevenson-Moore P. Uma comparação entre a tomografia computorizada e a radiografia panorâmica na avaliação da malignidade do antro maxilar. *Eur J Cancer Part B Oral Oncol*. 1996;32(3):191-201.

52. Haidar Z. Limitações diagnósticas da ortopantomografia com lesões do antro. *Cirurgia Oral, Medicina Oral, Patologia Oral*. 1978;46(3):449-453.
53. Chan HL, Misch K, Wang HL. Imagiologia dentária no planeamento do tratamento com implantes. *Implant Dent*. 2010;19(4):288-298.
54. Ganz SD. Conceitos de planeamento de tratamento assistido por tomografia computorizada de feixe cónico. *Dent Clin North Am*. 2011;55(3):515-536.
55. Marotti J, Heger S, Tinschert J, et al. Avanços recentes da imagem de ultrassom em odontologia - uma revisão da literatura. *Oral Surg Oral Med Oral Pathol Oral Radiol*. 2013;115(6):819-832.
56. Harris D, Buser D, Dula K, et al. Diretrizes da E.A.O. para a utilização de imagens de diagnóstico em Implantologia. *Clin Oral Implants Res*. 2002;13(5):566-570.
57. Thunthy KH, Yeadon WR, Nasr HF. An Illustrative Study of the Role of Tomograms for the Placement of Dental Implants (Estudo ilustrativo do papel dos tomogramas na colocação de implantes dentários). *J Oral Implantol*. 2003;29(2):91-95.
58. Nishimura T, Iizuka T. Avaliação da sinusite maxilar odontogénica após terapia conservadora utilizando TC e SPECT ósseo. *Clin Imaging*. 2002;26(3):153-160.
59. Bassi F, Procchio M, Fava C, Schierano G, Preti G. Densidade óssea em mandíbulas dentadas e edêntulas humanas utilizando tomografia computorizada. *Clin Oral Implants Res*. 1999;10(5):356-361.
60. Schwarz MS, Rothman SL, Rhodes ML, Chafetz N. Tomografia computorizada: Parte II. Avaliação pré-operatória da maxila para cirurgia de implante endósseo. *Int J Oral Maxillofac Implants*. 1987;2(3):143-148.
61. SCHUKNECHT HF. Cistos benignos dos seios paranasais. *Ann Otol Rhinol Laryngol*. 1948;57(2):538-541.
62. Gardner DG. Pseudocistos e cistos de retenção do seio maxilar. *Cirurgia Oral, Medicina Oral, Patologia Oral*. 1984;58(5):561-567.
63. SCHUKNECHT HF. Cistos benignos dos seios paranasais. *Ann Otol Rhinol Laryngol*. 1948;57(2):538-541.
64. Gardner DG. Pseudocistos e cistos de retenção do seio maxilar. *Cirurgia Oral, Medicina Oral, Patologia Oral*. 1984;58(5):561-567.
65. Hadar T, Shvero J, Nageris BI, Yaniv E. Cisto de retenção de muco do seio maxilar: a abordagem endoscópica. *Br J Oral Maxillofac Surg*. 2000;38(3):227-229.
66. Kanagalingam J, Bhatia K, Georgalas C, Fokkens W, Miszkiel K, Lund VJ. O quisto da mucosa maxilar não é uma manifestação de rinossinusite: Resultados de um estudo prospetivo de TC tridimensional em pacientes oftalmológicos. *Laryngoscope*. 2009;119(1):8-12
67. Albu S. Quistos de retenção do seio maxilar sintomáticos: Devem ser removidos? *Laryngoscope*. 2010;120(9):1904-1909.
68. Nazar R, Naser A, Pardo J, Fulla J, Rodríguez-Jorge J, Delano PH. Manejo endoscópico de mucoceles de senos paranasales: Experiencia en 46 pacientes. *Ata Otorrinolaringol Esp*. 2011;62(5):363-366.
69. Meltzer EO, Hamilos DL, Hadley JA, et al. Otorrinolaringologia-Cirurgia de Cabeça e Pescoço. *Otolaryngol Neck Surg*. 2004;131(6_suppl):1-62.

70. Dykewicz MS, Hamilos DL. Rinite e sinusite. *J Allergy Clin Immunol.* 2010;125(2):S103-S115.
71. Bhattacharyya N, Fried MP. The Accuracy of Computed Tomography in the Diagnosis of Chronic Rhinosinusitis (A Precisão da Tomografia Computorizada no Diagnóstico da Rinossinusite Crónica). *Laryngoscope.* 2003;113(1):125-129.
72. Van Dis ML, DA Miles. Distúrbios do seio maxilar. *Dent Clin north am.* 1994;38(1):155-166. Acedido em 20 de abril de 2022.
73. Krennmair G, Ulm CW, Lugmayr H, Solar P. A incidência, localização e altura dos septos do seio maxilar na maxila edêntula e dentada. *J Oral Maxillofac Surg.* 1999;57(6):667-671.
74. Kim MJ, Jung UW, Kim CS, et al. Septa do seio maxilar: Prevalência, Altura, Localização e Morfologia. Uma Análise de Tomografia Computorizada Reformatada. *J Periodontol.* 2006;77(5):903-908.
75. Witte RJ, Heurter J V, Orton DF, Hahn FJ. Limited axial CT of the paranasal sinuses in screening for sinusitis. *Am J Roentgenol.* 1996;167(5):1313-1315.
76. Naitoh M, Suenaga Y, Kondo S, Gotoh K, Ariji E. Avaliação dos septos do seio maxilar através de tomografia computorizada de feixe cónico: Etiological Consideration. *Clin Implant Dent Relat Res.* 2009;11: e52-e58.
77. Solar P, Geyerhofer U, Traxler H, Windisch A, Ulm C, Watzek G. Fornecimento de sangue ao seio maxilar relevante para os procedimentos de elevação do pavimento sinusal. *Clin Oral Implants Res.* 1999;10(1):34-44
78. Rosano G, Taschieri S, Gaudy JF, Weinstein T, Del Fabbro M. Anatomia vascular do seio maxilar e sua relação com a cirurgia de elevação do seio. *Clin Oral Implants Res.* 2011;22(7):711-715.
79. Mardinger O, Abba M, Hirshberg A, Schwartz-Arad D. Prevalência, diâmetro e curso do canal vascular intraósseo maxilar em relação ao procedimento de aumento do seio: um estudo radiográfico. *Int J Oral Maxillofac Surg.* 2007;36(8):735-738.
80. Kang SJ, Shin SI, Herr Y, Kwon YH, Kim GT, Chung JH. Estruturas anatómicas no seio maxilar relacionadas com a elevação lateral do seio: uma análise tomográfica computorizada de feixe cónico. *Clin Oral Implants Res.* 2013; 24:75-81.
81. Sbordone C, Toti P, Guidetti F, Califano L, Bufo P, Sbordone L. Alterações de volume do osso autógeno após procedimentos de levantamento e enxerto do seio maxilar: acompanhamento tomográfico. *J Cranio-Maxillofacial Surg.* 2013;41(3):235-241.
82. Lal K, White GS, Morea DN, Wright RF. Utilização de Modelos Estereolitográficos para Planeamento e Colocação de Implantes Cirúrgicos e Protéticos. Parte I. O conceito. *J Prosthodont.* 2006;15(1):51-58.
83. Pozzi A, DE Vico G, Sannino G, et al. Elevação Transcrestal do Pavimento do Seio Maxilar sem retalho: cirurgia de implantes guiada por computador combinada com o protocolo de osteótomos de expansão-condensação. *Oral Implantol (Roma).* 2011;4(1-2):4-9.
84. Fortin T, Bosson JL, Isidori M, Blanchet E. Efeito da cirurgia sem retalho na dor sentida na colocação de implantes utilizando um sistema guiado por imagem. *Int J Oral Maxillofac Implants.* 21(2):298-304.

85. Aghaloo TL, Moy PK. Que técnicas de aumento de tecido duro são mais bem sucedidas no fornecimento de suporte ósseo para a colocação de implantes? *Int J Oral Maxillofac Implants*. 2007;22 Suppl:49-70.
86. Summers RB. Um novo conceito na cirurgia de implantes maxilares: A técnica do osteótomo. Compendium (Newtown, Pa). 1994;15(152):154- 156. 158 passim; questionário 162
87. Emmerich D, Att W, Stappert C. Elevação do assoalho do seio maxilar usando osteótomos: Uma revisão sistemática e meta-análise. J Periodontol. 2005; 76:123751
88. Summers RB. Elevação do assoalho do seio maxilar com osteótomos. J Esthet Dent. 1998; 10:16471
89. Borgonovo A, Fabbri A, Boninsegna R, Dolci M, Censi R. Deslocamento de um implante dentário para o seio maxilar: série de casos. Minerva stomatologica. 2010;59(1-2):45-54
90. Summers RB. Um novo conceito na cirurgia de implantes maxilares: a técnica do osteótomo. Compendium (Newtown, Pa.). 1994 Feb 1;15(2):152-4.
91. Sathvik N, Nessapan T, Ganapathy D. Técnicas de elevação indireta do seio maxilar: Uma revisão da literatura. Invenção de medicamentos hoje. 2019;11(2):90-3.
92. Emmerich D, Att W, Stappert C. Elevação do pavimento do seio maxilar utilizando osteótomos: uma revisão sistemática e meta-análise. Journal of periodontology. 2005 Aug;76(8):1237-51.
93. Krennmair G, Krainhöfner M, Schmid-Schwap M, Piehslinger E. Levantamento do seio maxilar para restaurações unitárias suportadas por implantes: um estudo clínico. Jornal Internacional de Implantes Orais e Maxilofaciais. 2007 maio 1;22(3).
94. Pjetursson BE, Rast C, Brägger U, Schmidlin K, Zwahlen M, Lang NP. Elevação do pavimento do seio maxilar utilizando a técnica de osteótomo (transalveolar) com ou sem material de enxerto. Parte I: Sobrevivência do implante e perceção dos pacientes. Clinical Oral Implants Research. 2009 Jul;20(7):667-76.
95. Lo Giudice G, Iannello G, Terranova A, Lo Giudice R, Pantaleo G, Cicciù M. Procedimento de elevação do seio transcrestal abordando o rebordo maxilar atrófico: Uma avaliação de acompanhamento clínico e radiológico de 60 meses. Revista internacional de odontologia. 2015 Sep 16;2015.
96. Torrella F, Pitarch J, Cabanes G, Anitua E. Ostectomia ultra-sónica para a abordagem cirúrgica do seio maxilar: uma nota técnica. Jornal Internacional de implantes orais e maxilofaciais. 1998 Sep 1;13(5).
97. Troedhan AC, Kurrek A, Wainwright M, Jank S. Elevação hidrodinâmica ultra-sónica do pavimento sinusal - um estudo experimental em ovinos. Journal of Oral and Maxillofacial Surgery. 2010 May 1;68(5):1125-30.
98. Fugazzotto PA. Aumento do assoalho do seio maxilar no momento da extração de molares superiores: técnica e relato de resultados preliminares. Revista Internacional de Implantes Orais e Maxilofaciais. 1999 Jul 1;14(4).
99. Peñarrocha-Diago M, Galán-Gil S, Carrillo-García C, Peñarrocha-Diago D, Peñarrocha-Diago M. Levantamento do seio transcrestal e colocação de implantes

utilizando a técnica do balão sinusal. Medicina Oral, Patologia Oral e Cirurgia Bucal. 2012 Jan;17(1):e122.

100. Kolhatkar S, Cabanilla L, Bhola M. Dimensão óssea vertical inadequada gerida pela elevação do pavimento do seio maxilar com osteótomo adicionado ao osso (BAOSFE): uma revisão da literatura e um relato de caso. J Contemp Dent Pract. 2009 May 1;10(3):81-8.

101. Gonshor A, Saroff SA, Anderegg CR, Joachim FP, Charon JA, Prasad H, Katta S. Avaliação histológica e clínica de um material de enxerto ósseo de fosfosilicato de cálcio bioativo em alvéolos alveolares pós-extração. Int J Oral Implantol Clin Res. 2011 Dec;2(2):79-84.

102. Schwartz-Arad D, Herzberg R, Dolev E. A prevalência de complicações cirúrgicas do procedimento de enxerto sinusal e o seu impacto na sobrevivência do implante. Journal of periodontology. 2004 Abr;75(4):511-6.

103. Maridati P, Cremonesi S, Fontana F, Maiorana C. Tratamento de uma exposição de membrana de PTFE densa: Um relato de caso. Clin Oral Implant Res. 2014;5(Suppl 10):617.

104. O'Sullivan D, Sennerby L, Meredith N. Influência da conicidade do implante na estabilidade primária e secundária dos implantes de titânio osseointegrados. Investigação clínica sobre implantes orais. 2004 Ago;15(4):474-80.

105. Soltan M, Smiler D, Ghostine M, Prasad HS, Rohrer MD. Elevação da membrana antral usando um pós-enxerto: uma abordagem crestal. Medicina dentária geral. 2012 Mar 1;60(2): e86-94.

106. Bassi MA, Lopez MA, Confalone L, Fanali S, Carinci F. Técnica de elevação hidráulica do seio maxilar: descrição de um caso clínico. Anais de Cirurgia Oral e Maxilofacial. 2013;1(2):5-8.

107. Kher U, Ioannou AL, Kumar T, Siormpas K, Mitsias ME, Mazor Z, Kotsakis GA. Uma série de casos clínicos e radiográficos de implantes colocados com a técnica minimamente invasiva simplificada de elevação da membrana antral na maxila posterior. Journal of Cranio-Maxillofacial Surgery. 2014 Dec 1;42(8):1942-7.

108. Pozzi A, Moy PK. Levantamento do seio maxilar guiado transcrestal minimamente invasivo (TGSL): um estudo de coorte clínico prospetivo de prova de conceito até 52 meses. Implantologia clínica e investigação relacionada. 2014 Aug;16(4):582-93.

109. Parthasaradhi T, Shivakumar B, Kumar TS, Jain AR, Suganya P. Uma técnica alternativa de elevação do seio maxilar - o sistema de elevação sinu. Jornal de investigação clínica e de diagnóstico: JCDR. 2015 Mar;9(3): ZC33.

110. SUMMERS RB. Elevação do assoalho do seio maxilar com osteótomos. Journal of Esthetic and Restorative Dentistry. 1998 maio;10(3):164-71.

111. Lie SA, Leung CA, Claessen RM, Merten HA, Kessler PA. Sobrevivência do implante após aumento do pavimento sinusal sem enxerto em maxilares altamente atróficos: um ensaio controlado aleatório num estudo de boca dividida. Revista Internacional de Implantodontia. 2021 Dez; 7:1-2.

112. Pjetursson BE, Lang NP. Elevação do assoalho do seio maxilar utilizando a abordagem transalveolar. Periodontologia 2000. 2014 Oct;66(1):59-71.

113. He L, Chang X, Liu Y. Elevação do pavimento do seio maxilar utilizando a técnica de osteótomo sem materiais de enxerto: um estudo retrospetivo de 2 anos. Investigação clínica sobre implantes orais. 2013 Ago; 24:63-7.

114. Toffler M, Toscano N, Holtzclaw D. Elevação do pavimento sinusal mediada por osteótomo utilizando apenas fibrina rica em plaquetas: um relatório inicial de 110 pacientes. Implantologia. 2010 Oct 1;19(5):447-56.

115. Pérez-Martínez S, Martorell-Calatayud L, Peñarrocha-Oltra D, García-Mira B, Peñarrocha-Diago M. Levantamento indireto do seio maxilar sem material de enxerto ósseo: Revisão sistemática e meta-análise. Journal of clinical and experimental dentistry. 2015 Apr;7(2):e316.

116. Jank S, Kurrek A, Wainwright M, Bek VE, Troedhan A. Comprimento de rutura da membrana sinusal após punção de 1,2 mm e elevação cirúrgica do seio: um animal experimental estudo em cadáver. Cirurgia Oral, Medicina Oral, Patologia Oral, Radiologia Oral e Endodontologia. 2011 Nov 1;112(5):568-72.

117. Abdulla NS, Elsheikh S, ElAshwah A. AVALIAÇÃO DA ELEVAÇÃO HIDRODINÂMICA TRANSCRESTAL DO SINUS INTERNO PIEZOELÉCTRICO COM COLOCAÇÃO SIMULTÂNEA DE IMPLANTES. (UM ESTUDO CLÍNICO E RADIOGRÁFICO). Alexandria Dental Journal. 2023 Abr 1;48(1):18-27.

118. Troedhan A, Kurrek A, Wainwright M, Jank S. Descolamento da membrana schneideriana utilizando o levantamento ultrassónico cavitacional hidrodinâmico transcrestal do seio maxilar: Um estudo da cabeça de um cadáver humano e análise histológica. Jornal de Cirurgia Oral e Maxilofacial. 2014 Aug 1;72(8):1503-e1.

119. Schlichting I, Lacina D, Fischak-Treitl B. Sinus Lift versus Implantes Curtos: Results of a Prospective Radiologic Study and Critical Review of Minimally Invasive Transcrestal Sinus Lift Procedures (Resultados de um estudo radiológico prospetivo e revisão crítica dos procedimentos minimamente invasivos de elevação do seio transcrestal). Jornal Aberto de Estomatologia. 2016 Dec 29;7(1):1-24.

120. Freiha C, Kassir AR, Ghosn N, Mokbel N, Naaman N, Dagher M. Variação volumétrica subantral após uma abordagem modificada de elevação do seio maxilar com trefina: Um estudo prospetivo de 8 meses. Jornal de Osseointegração. 2021 Oct 11;13(4):227-33.

121. Chandra RV, Suvvari N, Reddy AA. Trephine Core Procedure Versus Bone-Added Osteotome Sinus Floor Elevation in the Augmentation of the Sinus Floor: Um estudo clínico e radiográfico comparativo. Revista internacional de implantes orais e maxilofaciais. 2018 Mar 1;33(2).

122. Hamed HA, Shaaban AM, Melek LN. TÉCNICA DE ELEVAÇÃO DO SEIO LATERAL UTILIZANDO A OSTEOTOMIA TREFINA COM COLOCAÇÃO SIMULTÂNEA DE IMPLANTES (ENSAIO CLÍNICO). Alexandria Dental Journal. 2022 Dez 1;47(3):25-32.

123. Andrés-García R, Ríos-Santos JV, Herrero-Climent M, Bullón P, Fernández-Farhall J, Gómez-Menchero A, Fernández-Palacín A, Ríos-Carrasco B. Elevação do pavimento sinusal através de uma técnica de osteótomo sem biomateriais. Jornal Internacional de Pesquisa Ambiental e Saúde Pública. 2021 Feb;18(3):1103.

124. Stelzle F, Benner KU. Avaliação de diferentes métodos de elevação indireta do pavimento do seio maxilar para alturas de elevação de 10 mm: um estudo experimental ex vivo. Dentisteria de implantes clínicos e investigação relacionada. 2011 Jun;13(2):124-33.
125. Soltan M, Smiler DG. Elevação do balão da membrana antral. Jornal de Implantologia Oral. 2005 Abr 1;31(2):85-90.
126. Bathla SC, Fry RR, Majumdar K. Aumento do seio maxilar. Jornal da Sociedade Indiana de Periodontologia. 2018 Nov 1;22(6):468-73.
127. Karacayli U, Dikicier E, Dikicier S. Colocação de implantes dentários em maxilas posteriores inadequadas. Conceitos actuais em Implantologia Dentária. Rijeka, Croácia: InTech. 2015 Feb 25:105-25.
128. Felix CB, Kurien A, Devanarayanan A, Kumar D, Thirumurthy VR, Bindhoo YA. Aumento do seio subantral utilizando um sistema de elevação hidráulico e massa de fosfosilicato aloplástico seguido da colocação simultânea de implantes para a reabilitação de um maxilar posterior atrófico: relato de um caso. Journal of Clinical and Translational Research. 2022 Abr 4;8(2):86.
129. Sverzut AT, Rodrigues DC, Lauria A, Armando RS, de Oliveira PT, Moreira RW. Análise clínica, radiográfica e histológica do cimento de fosfato de cálcio como material de preenchimento em cirurgia de levantamento de seio maxilar. Clinical oral implants research. 2015 Jun;26(6):633-8.
130. Tilaveridis I, Lazaridou M, Zouloumis L, Dimitrakopoulos I, Tilaveridis V, Tilaveridou S. A utilização de aloenxerto ósseo mineralizado como material de enxerto único na elevação do seio maxilar com rebordo alveolar gravemente atrofiado (1-3 mm) e implantes dentários de inserção imediata. Um estudo retrospetivo de 3 a 8 anos. Cirurgia oral e maxilofacial. 2018 Sep; 22:267-73.
131. Rao GS, Reddy SK. Elevação do seio antral com balão e enxerto antes da colocação de implantes dentários: revisão de 34 casos. Jornal Internacional de Implantes Orais e Maxilofaciais. 2014 Abr 1;29(2).
132. Kfir E, Kfir V, Eliav E, Kaluski E. Elevação minimamente invasiva do balão da membrana antral: relatório de 36 procedimentos. Journal of periodontology. 2007 Oct;78(10):2032-5.
133. Malec M, Smektała T, Trybek G, Sporniak-Tutak K. Septos do seio maxilar: prevalência, morfologia, diagnóstico e implicações implantológicas. Revisão sistemática. Folia morphologica. 2014;73(3):259-66.
134. Bassi MA, Lopez MA, Confalone L, Carinci F. Técnica de elevação do seio maxilar hidráulico no desenvolvimento de sítios futuros: análise clínica e histomorfométrica de biópsias humanas. Implant Dentistry. 2015 Feb 1;24(1):117-24.
135. Tallarico M, Meloni SM, Xhanari E, Pisano M, Cochran DL. Procedimento minimamente invasivo de aumento do seio maxilar utilizando um dispositivo de implante hidráulico dedicado de elevação do seio maxilar: Um Estudo Prospetivo de Série de Casos sobre Resultados Clínicos, Radiológicos e Centrados no Paciente. Jornal Internacional de Periodontia e Dentisteria Restauradora. 2017 Jan 1;37(1).

136. Jesch P, Bruckmoser E, Bayerle A, Eder K, Bayerle-Eder M, Watzinger F. Estudo-piloto de uma técnica minimamente invasiva para elevar a membrana do pavimento do seio maxilar e colocar enxerto para aumento utilizando pressão hidráulica elevada: seguimento de 18 meses de 20 casos. Cirurgia oral, medicina oral, patologia oral e radiologia oral. 2013 Sep 1;116(3):293-300.
137. Sotirakis EG, Gonshor A. Elevação do pavimento do seio maxilar com pressão hidráulica. Jornal de Implantologia Oral. 2005 Aug 1;31(4):197-204.
138. George J, Gopal S, Huda F, Thomas N. Aumento do seio transalveolar minimamente invasivo: uma resposta ao enigma do seio. Odontologia e Pesquisa Médica. 2020 Jan 1;8(1):4-9.
139. Igarashi M, Saito M, Okada H, Kato T. Avaliação clínica de uma técnica cirúrgica minimamente invasiva para o aumento do pavimento do seio maxilar. International Journal of Oral-Medical Sciences. 2018 Jan 26;16(2):17-24.
140. Spinelli D, De Vico G, Condò R, Ottria L, Arcuri C. Elevação do seio maxilar guiada por transcrestal sem materiais de enxerto: Um estudo clínico prospetivo de 36 meses. ORAL & implantology. 2015 Abr;8(2-3):74.
141. Pozzi A, De Vico G, Sannino G, Spinelli D, Schiavetti R, Ottria L, Barlattani A. Flapless Transcrestal Maxillary Sinus Floor Elevation: cirurgia de implantes guiada por computador combinada com o protocolo de osteótomos de expansão-condensação. ORAL & implantologia. 2011 Jan;4(1-2):4.
142. Franceschetti G, Trombelli L, Minenna L, Franceschetti G, Farina R. Curva de aprendizagem de uma técnica minimamente invasiva para a elevação do pavimento sinusal transcrestal: Uma análise de grupo dividido numa série de casos prospectivos com vários clínicos. Implant Dentistry. 2015 Oct 1;24(5):517-26.
143. Bruschi GB, Bruschi E, Papetti L. Gestão localizada do pavimento do seio sem retalho (LMSF) para aumento do pavimento do seio trans-crestal e colocação simultânea de implantes. Um estudo retrospetivo não aleatório: 5 anos de acompanhamento. Heliyon. 2021 Sep 1;7(9).
144. Kim DY, Itoh Y, Kang TH. Avaliação da eficácia de um sistema de elevação de água na operação de elevação da membrana sinusal como um instrumento cirúrgico sinusal. Dentisteria de implantes clínicos e investigação relacionada. 2012 Ago;14(4):585-94.
145. Bensaha T. Avaliação da capacidade de um novo sistema de elevação de água para reduzir o risco de perfuração da membrana Schneideriana durante a elevação do seio maxilar. Revista internacional de cirurgia oral e maxilofacial. 2011 Aug 1;40(8):815-20.
146. Parthasaradhi T, Shivakumar B, Kumar TS, Jain AR, Suganya P. Uma técnica alternativa de elevação do seio maxilar - o sistema de elevação sinu. Jornal de Investigação Clínica e de Diagnóstico: JCDR. 2015 Mar;9(3): ZC33.

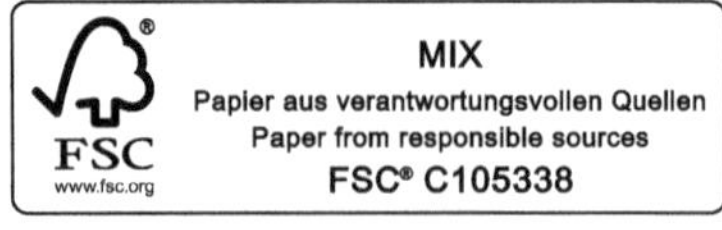

Printed by Books on Demand GmbH, Norderstedt / Germany